新手妈妈孕产笔记

[日] 笠井靖代　编著
AREA with Baby 编辑部　协编
劳轶琛　周　薇　译

上海科学技术出版社

前　言

首先，要恭喜你怀孕！

现在的你，是什么样的心情呢？开心、期待、迷茫、不安、担忧……

你如果可以正视这些，同时能顺利解决一件件令人不安的事情，你就可以循序渐进地做好迎接宝宝出生的准备了。

在这个过程中，请一定要思考一下，你想如何分娩呢？孕妇本人最了解自己身体和情绪的变化，医生充其量也只不过是“帮助孕妇分娩”的人，生宝宝的最终是你自己。现在越来越多的医院开始采用基于孕妇意愿的自由体位和不过分用力的分娩方式。

孕妇朋友们因为平日很少有机会了解和学习怀孕的知识，所以考虑“想要怎样分娩”也许很困难。但是，如果你关注自己体内发生的种种变化，也许你就可以倾听到宝宝的心声。如果知道体重、血压，知道产检的血液检查结果，也许你会想要重新审视饮食和日常生活。

如果可以正视身体的变化，你就会慢慢意识到生宝宝的事不能全部交给医院，而要自己亲力亲为。而且，如果当你知道肚子里正在发生什么时，就会开始意识到怀孕是多么有意思并且多么让人雀跃了：仅仅只有0.1毫米大小的受精卵在1个月后就发育出了心脏的雏形；怀孕15周时宝宝的指纹就开始形成……当你对肚子里的情况越来越了解时，你就会越来越为自己感到骄傲：怀孕真好！成为孕妇真好！

计算下来，我编写此书花费了1年多的时间。在编纂的过程中，我和AERA with Baby编辑部的畑中郁名子以及负责执笔的久次津子进行了多次交流，并参考了相关图书。同时，我作为一名妇产科医生行医25年，在这25年里，我从无数的女性那里所学到的知识，也在此书的编纂中发挥了巨大的作用。

如果这本书可以成为你顺利度过怀孕期和产后 3 个月的一大助力，能够让你安全分娩、顺利育儿，我们会觉得很荣幸。相信分娩的体验将会给予你勇气和自信！

日本红十字会医疗中心妇产科医生

笠井靖代

目 录

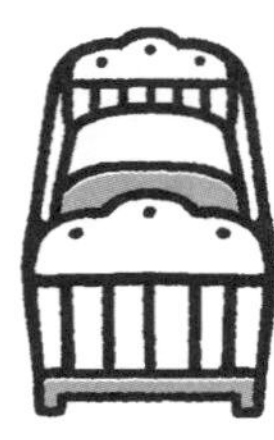

怀孕 10 个月（36 周至分娩） 111

产后 1 个月（分娩当天～ 4 周） 129

产后 2 个月（5 ～ 8 周）……… 141

产后 3 个月（9 ～ 12 周）…… 153

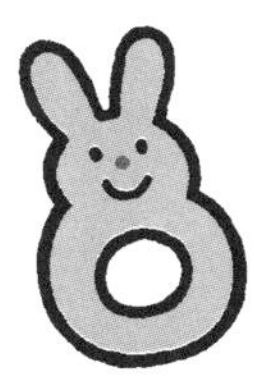

◆聪明孕产妇必读

◆孕育生命的饮食话题

记录页

1天看1分钟，了解你的孕情，充分享受怀孕的过程。

本书是1天1分钟帮你读懂“今天的孕情”的笔记书。怀孕初期，肚子也不大，很难知道子宫里发生了什么。但是，如果你阅读此书，就可以知道一个小生命是在多么努力地生长着！

不只是单纯的阅读，为了打造一本只属于你的孕产笔记，本书还设有填写栏。首先请从你的预产期开始填写。本书还专门为你留有书写心得的记录空间。

受政策限制，怀孕分娩在漫长的人生中也仅能体验少数几次。在孕产期这个如此难得的时间段内，让我们熟悉自己“肚子”里发生的各种变化并且把感想记录下来吧。希望有一天，可以和宝宝一起再读这本书。

◆怀孕月数・周数・天数

已经提前标出宝宝出生前后的周数和天数。

◆这周的话题

在这里会用一句话概括出宝宝发育的状况。

3个月

9 周

第49～55天

骨骼开始发育，宝宝更加接近人类的外观。这周内手脚也将最终发育完成。

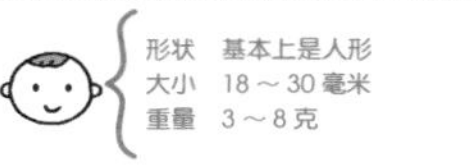

形状　基本上是人形
大小　18～30毫米
重量　3～8克

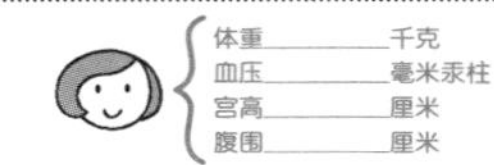

体重______千克
血压______毫米汞柱
宫高______厘米
腹围______厘米

9周0天
第49天
／
距预产期
还有217天

宝宝将在这周内从约18毫米长到30毫米。上一周宝宝每天约长长1毫米，这一周速度提升，每天长长1.5～2毫米。到上周为止身体内发育的内脏开始慢慢发挥它的功能。心脏强有力地跳动，胃在分泌消化液，肝脏在不断造血，肾脏也开始处理身体里的废弃物。

子宫长到橙子大小。有好好吃饭吗？妊娠反应期间，可以吃一些番茄、水果、寿司等清爽、口感好的食物。每天有些新的诸如“这些可以吃”“减少食物数量，分多次进食比较轻松”的发现。让这些小发现帮你一起度过妊娠反应期吧！

9周1天
第50天
／
距预产期
还有216天

上周末开始出现的手臂骨骼开始成长起来。宝宝的手现在还是鸭蹼状，3～4天后小小的手指就会开始一根根分离开来。脚要再迟几天变成鸭蹼状。这周内手指、脚趾都有望长好，屁股后面的小尾巴也在不知不觉间变短了不少。

妈妈身体中继续分泌激素。可能会有人因为乳头、乳晕变大，色素沉淀而惊讶。这是母体在做哺乳准备的信号。有时会体毛变浓，或者容易长斑，但产后这些都会慢慢恢复，不用过于担心。

9周2天
第51天
／
距预产期
还有215天

复杂的脸部继续发育。因为视网膜内出现黑色素，所以宝宝的眼睛开始带有茶色。在头部侧面，宝宝的耳朵外侧正在塑形，预计还有3天就可以完成。嘴部的上唇已经完全长好，开始出现感知味觉的器官——舌头。

维生素A可以促进宝宝的发育和增强免疫力，所以需要积极补充。但如果在怀孕初期过度摄取动物性维生素A，可能会导致先天异常，所以要多加小心（可以参考第110页）。鸡肝和猪肝，一片（30克）就已经超过了一天的需要量。

9周3天
第52天
／
距预产期
还有214天

宝宝的头臀长已经长到了22～24毫米。宝宝现在还没有脖子，但是身体有了宝宝该有的样子。此时去医院检查的话，也许已经可以检查到宝宝的心跳。宝宝现在还是两头身，还需4个月就可以长到三头身。眼睑、耳朵外侧、舌头的发育即将完成。

马上就可以在妇产科检查到宝宝的心跳了。可去社区卫生服务中心领取《孕产妇健康手册》，然后去准备分娩的医院建卡进行产检。

32

◆从怀孕当天开始计算天数

首先，请翻到第120页第266天（40周0天）的日期栏填上你的预产期。因为预产期在怀孕3个月后也有可能发生变化，所以也可以在怀孕3个月后填写日期。但提前填写好日期可以帮助你有效制订计划。

◆肚子里宝宝的情况

每天都会告诉你宝宝这一天的生长发生情况。帮你掌握肚子里看不见的各种动态。

◆妈妈的身体和心态变化

每天都会告知妈妈的身体和心态的变化以及激素变化会带来怎样的作用。希望妈妈能感觉到哪怕多一点点的舒适。

◆宝宝的形状、大小、重量

因为孕早期宝宝的形状会发生显著的变化，我们会以插图的形式来介绍。宝宝具人形以后，我们就只介绍宝宝的大小（身长）和重量。但由于这些数值也存在个体间的差距，所以只供参考。

宝宝出生后，请记录下宝宝的身长（身高）、体重、头围、胸围。

◆妈妈的体重、血压、子宫大小、腹围

请记录下孕检时的各项指标。如果不接受检查，也请尽量记录下自己知道的数值。如果在家里检测体重和血压，也可以感受到身体的变化。产后也请记录体重、血压和腹围。

9周4天
第53天
距预产期
还有213天

这周开始形成外生殖器。男孩子从睾丸中分泌睾丸激素，防止女性生殖器的出现。男性生殖器官的结构中，排尿和射精共用一个通道。而女性排尿和排卵却不是如此。因为构造上的不同，运用的机制也不同。

应该有很多妈妈比较在意宝宝的性别。但最早也要在6周后才能确定。相信妈妈们都知道，在受精的一瞬间宝宝的性别其实就已经被确定了，重要的是宝宝能够健康成长。但可能妈妈们都是因为期待，才会下意识地去猜测吧。

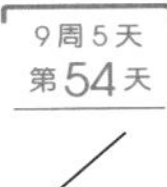

在骨骼形成之时，颅骨也开始发育。因为颅骨有保护大脑的部分也有面部的部分，所以要花很长时间，就像把散乱的拼图拼在一起一样，颅骨最后也会完美拼接在一起。在大脑发育的同时，骨骼也在成长，再过几天眼睛也会移动到脸部的前方。皮肤会覆盖脸部，宝宝的脸渐趋成形。

据说同时摄取钙和维生素D会提高吸收率，一种叫镁的元素也有相同的作用。蛤蜊、大豆制品、干果类均富含这一元素。镁和钙以2：1的比例配置，最容易被吸收。镁一周所需摄取量为200毫克，但摄取过度反而会影响钙的吸收，要多加小心。

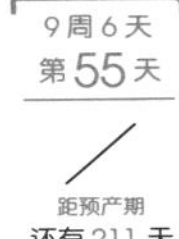

今天就是第9周的最后一天。这一周骨骼进一步发育。今明两天，宝宝臀部后面的“小尾巴”就要和我们说再见了。宝宝的手肘、膝关节已经可以弯曲，过去鸭蹼状的手指、脚趾也开始一根根分离开。宝宝开始在羊水中滑动自己的手脚。头臀长达到30毫米。

很遗憾，这个时候有的准妈妈可能正在面对令人悲伤的流产问题。即使在确定怀孕后，流产率也高达15%。这意味着每6～7人中就有1位妈妈发生早期流产。大部分早期流产是因为宝宝有问题，即使再小心也难以避免。若不幸碰到这样的事情，也不要太过自责。

写你所想备忘录

安心贴士⑧

你知道巨细胞病毒吗

巨细胞病毒是怀孕时易感染、会对胎儿有所影响的疱疹病毒的一种。60%～90%的成人自然感染后携带抗体，但据说有30%的孕妇是没有抗体的。如果在怀孕时感染上巨细胞病毒就会传染给宝宝，有可能会影响其视觉神经发育。如果担忧的话，可以去检查一下是否有抗体。

到目前为止，还没有预防感染和治疗的方法，但可以经常洗手，不要和其他小朋友共用餐具。

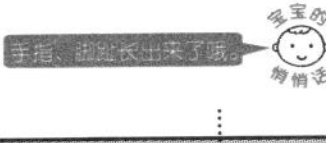

33

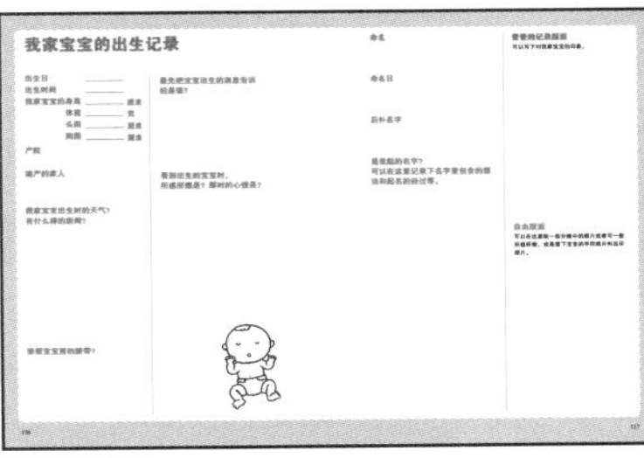

◆也请利用好书中的空白记录页

书中有一些可供记录的空间。在这里可以贴一些照片，也可以写一些回忆性文字。不仅仅局限于文字，也可以在这里画画。记忆总有一天会淡去，所以可以在这里记录下珍贵的记忆瞬间。

◆写你所想的备忘录

可以把彼时彼刻的心情以文字或者图画的形式体现。请随意记录。还可以贴上你的B超图片哦。

◆宝宝的悄悄话

“如果宝宝能说话，在这个时期会说什么呢？”你可以在这里写下宝宝会说的话。

◆分娩和产后的安心贴士

我们把怀孕和产后的须知、注意事项、准备事项都总结成了安心贴士。请仔细阅读，好好地利用。

通向顺产之路

从怀孕到分娩的10个月间，妈妈和宝宝的身体会发生什么样的变化呢？首先让我们来预习一下怀孕期间会发生的各种事情。

怀孕

	1个月	2个月	3个月	4个月	5个月
妈妈	最后1次月经开始后2周左右开始排卵、受精。一旦受精卵成功在子宫着床，妈妈就算开始怀孕。	子宫变大。也有人开始产生孕期特有的嗜睡、疲乏、口味的变化等症状。	妊娠反应最明显的时期。会有诸如嗜睡、恶心呕吐、食欲不振等种种症状。也会有情绪不稳定的情况。	子宫变大到幼儿头部大小，衣服开始变得不合身。妊娠反应开始慢慢缓解。	虽然进入稳定期，但血容量的增加会加大身体的负担。要注意饮食，以防产生便秘和贫血的症状。
宝宝	受精后，受精卵在1周内反复进行细胞分裂并向子宫移动。开始慢慢分化成未来的身体和胎盘部分。	超声波检查已经可以显示出孕囊（宝宝身处的地方）的影像。第7周可以检测到胎心搏动。	眼睛、耳朵、手脚和肺部等开始发育，除去眼睑、嘴巴、牙齿以外，甲状腺和胆囊也发育成形。	器官形成即将完成的时期。体重增加到第3个月的4倍。手脚活动也开始活跃。	皮下组织开始沉积。宝宝有时会吞下羊水练习消化。可以通过超声波检查观看到宝宝吮手指的动作。

顺产准备①
禁烟、禁酒、注意药物的摄入。多食用黄绿色蔬菜，摄入叶酸。

顺产准备②
在妊娠反应得到缓解前，不要勉强自己。多摄入水分，多吃高纤维食品。

顺产准备③
妊娠反应停止后，可以通过慢走和做瑜伽来放松身心。

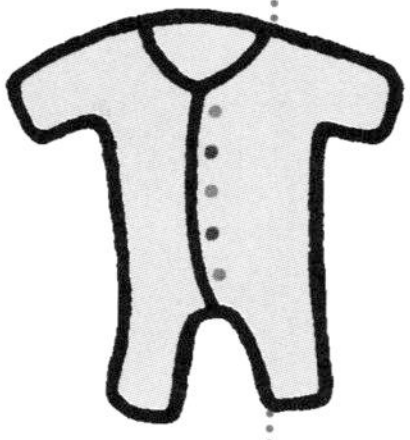

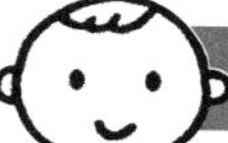

产检计划

3~4周1次

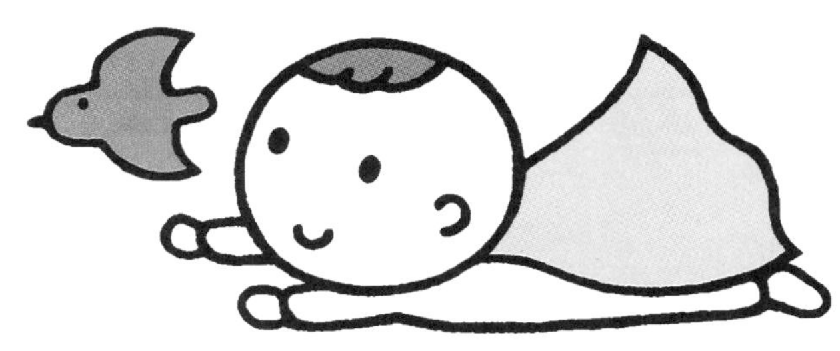

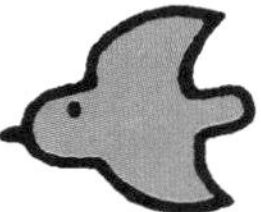

6个月	7个月	8个月	9个月	10个月
这一时期可以感觉到宝宝在子宫里的胎动。乳腺功能发育，胸部尺寸增大。	因为肚子开始变大，应在此时开始预防妊娠纹出现。同时也需要加强保暖。	这一时期由于子宫快速变大，孕妇容易感到疲倦。同时，也可能会出现手脚水肿和肚子鼓胀等症状。	这一时期，胃部被挤压抬高，开始难以一次吃下很多东西。有人也会因为心脏受压迫而感到心悸或气短。	肚子变得更大，宝宝在腹部的位置开始下降。怀孕对胃部、心脏的影响开始减少，身体开始做好分娩的准备。

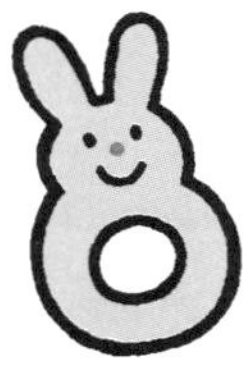

顺产准备⑤

根据自我的需求选定分娩方案。在产检过程中排解不安和消除疑惑是最适合的。

顺产准备④

无论冬天还是夏天，都要注意保暖。寒气入体也可能会造成身体不适和早产。

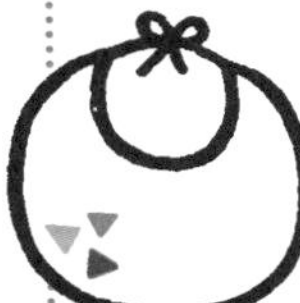

顺产准备⑥

肚子变大会更容易疲惫。在疲惫的时候，不要逞强，要多休息。

6个月	7个月	8个月	9个月	10个月
宝宝长大，超声波检查无法再显示宝宝的全身影像。但是这一时期可以通过超声波检查获知宝宝的性别。	眼睛和耳朵收集到的信息开始向大脑传递。神经开始发育，可以控制自己的身体。	心、肺、肾等内脏器官和大脑等中枢神经系统的功能开始发育。宝宝也会通过吞咽羊水练习呼吸。	皮下脂肪增加，全身皮肤开始舒展。这一时期，胎儿脸部的皱纹开始减少，越来越有正常宝宝的样子。胎脂覆盖全身。	皮肤有弹性，呈现出粉红色。头部固定在骨盆中，弓着背做好了诞生的准备。胎动减少。

2周1次　　每周

怀孕记录

当你第一次知道肚子里孕育了一个小生命时，你是怎样的心情呢？
你是喜悦还是不安？请在这里写下你现在最真实的心情。

怀孕确诊的日期　　年　　月　　日

此时此刻的心情

妈妈

爸爸

分娩前想要加以注意的事项

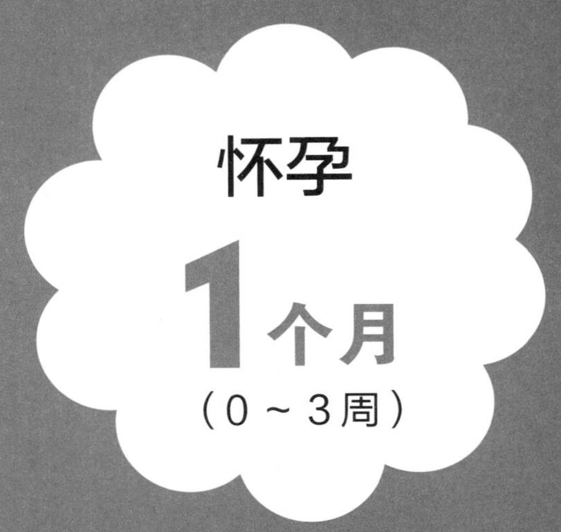

怀孕 1个月（0～3周）

这一时期的情况

宝宝

- 精子和卵子在输卵管内受精。
- 受精卵反复进行细胞分裂并向子宫移动，7天左右在子宫内膜着床。
- 受精卵着床后称为胚胎，继续其发育过程。
- 在胎盘形成之前，胚胎从卵黄囊摄取营养。

妈妈

- 怀孕0周0天是指最后一次月经开始的日子。2周后开始排卵，第3周受精卵着床代表怀孕成功。
- 开始打算生宝宝的话，就请戒酒戒烟。向医生确认药物禁忌和避免拍X线片。
- 怀孕前和孕早期请接受子宫癌和乳腺癌的筛查。
- 请注意饮食均衡。

给爸爸的留言

在这一阶段，大多数人不知道是否怀孕。但是体内受精已经完成，并且受精卵开始要在子宫着床。就算知道妈妈已经怀孕，也请保持平常心。时间和经验会慢慢地帮助你们成为真正的“父母”。

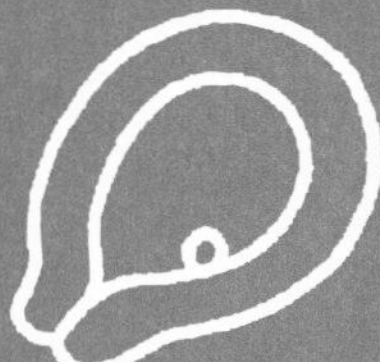

1个月

受精前

子宫开始为怀孕做准备。精子与卵子结合的概率是三亿分之一。

形状　颗粒状
大小　0.1 毫米
重量　3/1 000 000 克

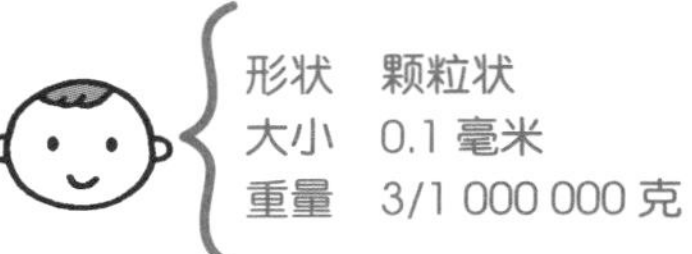

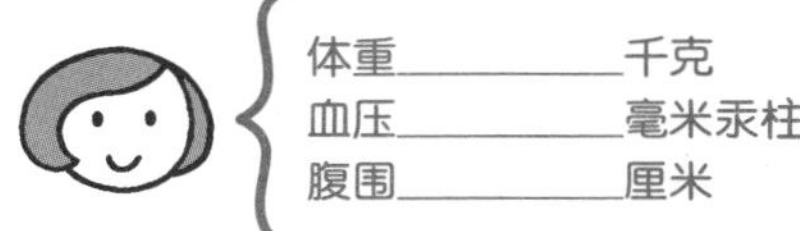

怀孕的0～1周，1颗卵子在输卵管中等待的时间里，有1亿～3亿个精子通过阴道、子宫以进入输卵管为目标。但是只有60～200个精子可以到达卵子所在处。这其中，只有1个精子可以和卵子结合。这之后，妈妈的23条染色体和爸爸的23条染色体配对，决定宝宝的性别。受精需要24小时。

一般从末次月经开始的那天计算预产期。这算为怀孕的0周0天。这之后包括月经期在内的2周，是子宫为了排卵时能成功怀孕的准备时期。1周后，子宫内膜就成了“软床”。排卵的前2天到排卵日是容易怀孕的时期，如果想要怀上宝宝，就必须掌握自己的月经周期和排卵日。

子宫的构造

输卵管壶腹

输卵管

子宫内膜

卵巢

子宫颈

阴道

写你所想备忘录

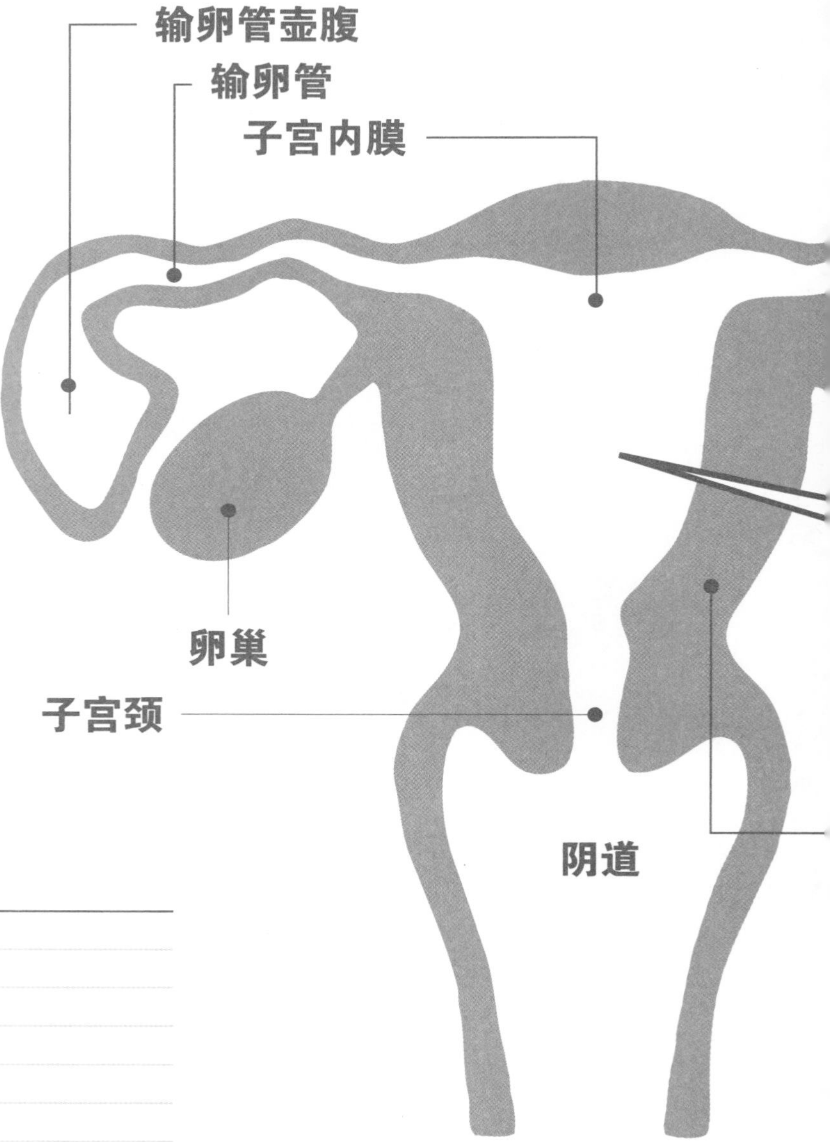

怀孕周数的计算方法

如果月经周期是 28 天，那么末次月经开始那一天就是怀孕 0 周 0 天。从这一天开始每 1 周 7 天（0 ～ 6 天），第 40 周 0 天那天就是预产期。如果月经周期不是 28 天或者月经周期不定，那么可以把基础体温高温期开始的那一天作为 2 周 0 天。还可以从胎儿的发育算出怀孕周数。此外，关于胎儿的发育天数，请在右表里 0 天处填写受精日。

怀孕	月数	周数	胎儿发育天数	分娩各时期的名称和发生频率
早期	1 个月	0		
		1		排卵・受精
		2	0 ~ 6	
		3	7 ~ 13	
	2 个月	4	14 ~ 20	可以判定怀孕
		5	21 ~ 27	
		6	28 ~ 34	
		7	35 ~ 41	
	3 个月	8	42 ~ 48	
		9	49 ~ 55	
		10	56 ~ 62	流产（约 15%）
		11	63 ~ 69	
	4 个月	12	70 ~ 76	
		13	77 ~ 83	
		14	84 ~ 90	
		15	91 ~ 97	
中期	5 个月	16	98 ~ 104	
		17	105 ~ 111	
		18	112 ~ 118	
		19	119 ~ 125	
	6 个月	20	126 ~ 132	
		21	133 ~ 139	
		22	140 ~ 146	
		23	147 ~ 153	
	7 个月	24	154 ~ 160	
		25	161 ~ 167	
		26	168 ~ 174	
		27	175 ~ 181	
晚期	8 个月	28	182 ~ 188	
		29	189 ~ 195	早产（约 5%）
		30	196 ~ 202	
		31	203 ~ 209	
	9 个月	32	210 ~ 216	
		33	217 ~ 223	
		34	224 ~ 230	
		35	231 ~ 237	
	10 个月	36	238 ~ 244	
		37	245 ~ 251	
		38	252 ~ 258	
		39	259 ~ 265	预产期分娩（80%）
	预产期以后	40	266 ~ 272	
		41	273 ~ 279	
		42	280 ~ 286	预产期后分娩（低于 1%）

0 周时

怀孕 0 周 0 天是末次月经开始的日子。在这一次月经期间，卵巢中可能会受精的卵子的卵原细胞为了迎接排卵开始逐渐成熟。

1 周时

月经结束后，子宫内膜开始变得柔软和增厚。雌激素开始分泌，卵子在卵巢中做好“出击”准备。

子宫肌层

安心贴士①

经期并不是每月固定

经期是由卵泡刺激素和黄体生成素控制的。这些激素的分泌是由垂体和卵巢发出的“指示”决定的。所以如果有精神压力或是进行不适宜的减肥，经期就可能产生紊乱。平日注意不要积累压力，注意保持充足的睡眠和规律的饮食。一般来说，经期是 28 ～ 35 天。如果经期过短或过长，就可能无法顺利排卵。经期不固定的人可以通过监测基础体温，确认是低温期还是高温期。

1个月

2~3周

怀孕第0～13天

受精卵一边进行细胞分裂一边沿输卵管向子宫移动，一旦受精卵在子宫内膜着床成功则怀孕成功。

形状　颗粒状
大小　0.1毫米
重量　3/1 000 000克
体重________千克
血压________毫米汞柱
腹围________厘米

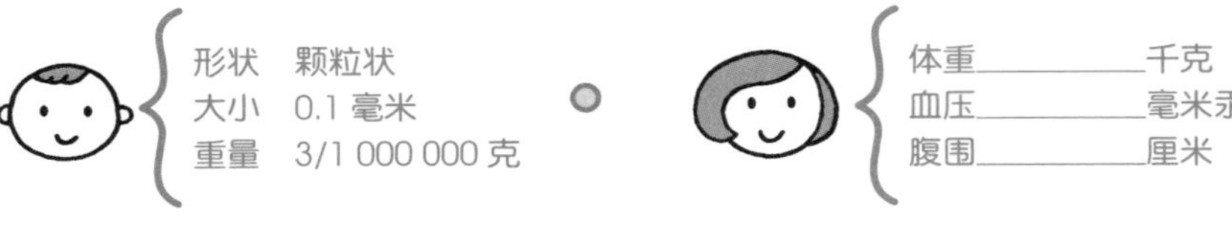

精子和卵子结合形成受精卵。受精卵在一周内不断进行细胞分裂，并在输卵管内移动。这一期间，输卵管不停向受精卵输送发育必需的营养等。大约1周后，受精卵抵达子宫，钻进子宫内膜并完成着床。着床后的受精卵称为胚胎，开始从子宫内膜吸收营养以供其成长。在这1周的移动时间内，受精卵分裂出100个以上的细胞。

从着床开始到结束需要数天时间。此时，为了让受精卵更容易在子宫着床，体内分泌的黄体生成素会使子宫壁更加柔软和厚实。1个受精卵在到达子宫时细胞已经增加到100个以上。为了防止子宫内膜中的受精卵从子宫滑落，子宫内膜里会产生一种叫作绒毛的细毛，以后绒毛会发育成为胎盘。

子宫的构造

输卵管壶腹

输卵管

子宫内膜

卵巢

子宫颈

阴道

写你所想备忘录

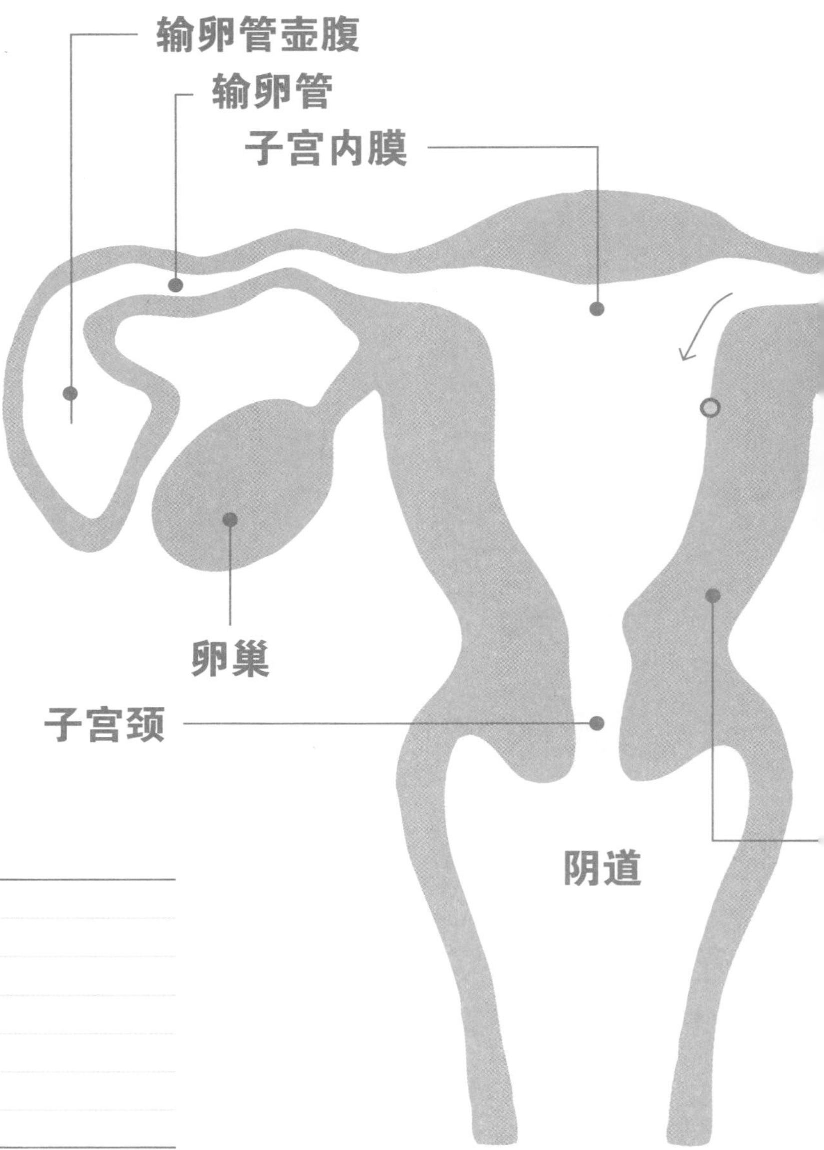

安心贴士②

自然怀孕率仅有 20%

即使不采取避孕措施，人类也仅有 20% 的概率会怀孕。而老鼠和黑猩猩的这一概率分别为 100% 和 70%。如此看来，在哺乳类动物中，可以说人类的怀孕概率是很低的。有研究显示，成功怀孕所花的时间受女性年龄影响。女性年龄越大，怀孕所需的时间就越长。即使及时受精，成功着床的概率也仅为 40%。此外，15% 的人还可能会发生早期流产的情况。

现在的你，已在孕育着一个闯过了无数难关的宝贵生命，所以请谨慎地度过你的怀孕阶段！

3 周时

排卵后的卵子被“捡拾”入输卵管，在输卵管壶腹与精子相遇后受精。受精的时间期限是排卵后的 24 小时。

2 周时

在末次月经开始后开始成熟的几个卵子里，只有一个会继续成熟。月经开始后 2 周左右，这一个卵子终于完全成熟并离开卵巢，完成排卵。

子宫肌层

基础体温的观察方法

女性的基础体温可以分为低温期和高温期。低温期是指从月经开始到排卵为止的低温期；高温期是指排卵后因黄体生成素分泌而产生的高温期。由于个体差异，低温期和高温期的体温各不相同。排卵后如果没有受精，2 周内黄体生成素的分泌就会停止，体温也会回到低温期。

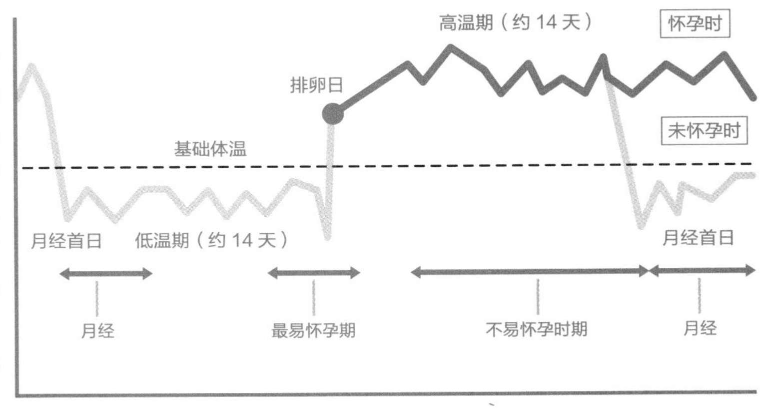

可能怀孕的信号各不相同

怀孕后，身体会开始发出各种信号。在这里为大家介绍几个可能怀孕的信号。

月经推迟

很多人会在月经推迟 7～10天时接受检查。但是，经期也会因为压力和环境的变化而紊乱。平时经期不规则的人很难判断，还需要留意其他信号。

基础体温发生变化

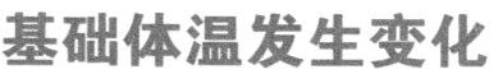

我们把早上醒来睁眼后测得的体温称为基础体温。基础体温是指仅使用了最低限度能量时的体温。怀孕后由于黄体生成素的持续分泌，体温会维持在高温状态下。如果这一情况持续 3 周且月经未至，那么怀孕的可能性很大。

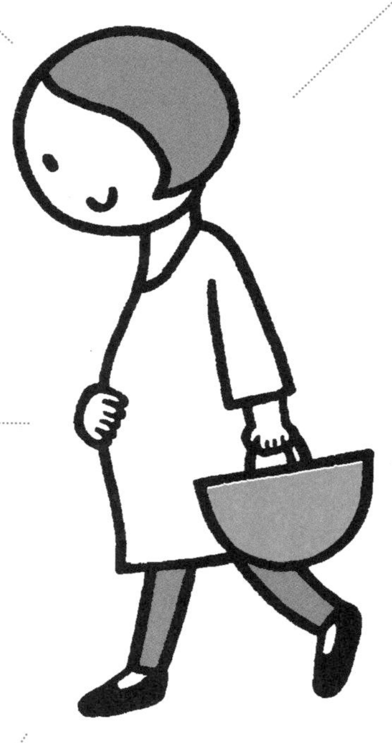

不自觉的第六感

“不由地容易便秘”“不由地白带很多”。这种“不由地”也是其中的一个征兆。你感觉到身体的微妙变化，感觉到和平日有细微的不同。即使经期不稳定，这个第六感也很有可能成真。

通过验孕棒和检查获知

怀孕后，会从以后发育为胎盘的绒毛中分泌一种叫作 hCG（人绒毛膜促性腺激素）的激素。通过验孕棒就可以判定是否怀孕。但是，宫外孕也会显示阳性，所以还应及时前往妇产科门诊就诊。

疲乏、易怒、身体不适

因为发热、身体疲乏、易怒、发困、头痛、胃部恶心等症状都容易被误解为感冒，一定要注意药物的服用。也会发觉到皮肤变粗糙，腹部和腰部的肌肉紧张。

虽然受精卵着床成功后怀孕成功，但是因为着床后 hCG 开始分泌，原月经要来那天的 1 周前很少有人会发觉到怀孕的征兆。

最容易让你混淆“怀孕”的是月经推迟。有时会感觉到发困和身体疲乏、身体发热，甚至会因为内衣的摩擦而感觉乳头刺痛。此外，可能还会出现被称为“月经样出血（着床出血）”的少量出血。虽然不用担心宝宝，但如果月经有异样时，还是请前去医院就诊。

即使是同一个人，怀孕信号每次也有可能不同。

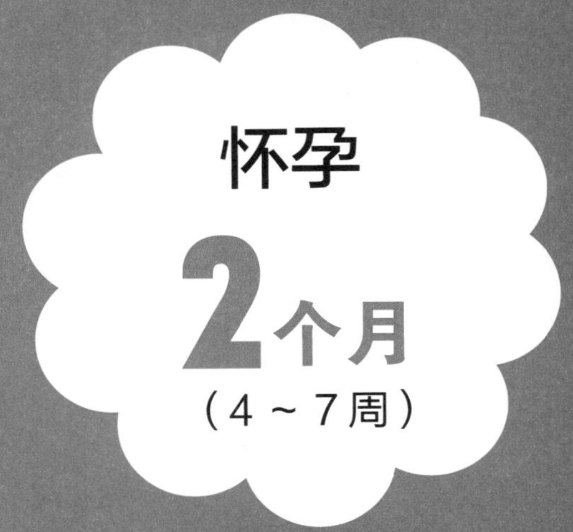

这一时期的情况

宝宝

- 受精卵在子宫着床，反复进行细胞分裂。细胞已经分化为头部和躯干，脊髓也开始形成。
- 超声波检查已经可以显示出孕囊的影像。这一时期的宝宝是有尾巴的。
- 心、肝、胃、肺和眼睛等器官开始发育，心脏开始跳动。
- 在这 1 个月内宝宝的成长可以追溯到鱼类、两栖类、爬虫类、哺乳类等30亿年进化的轨迹。

妈妈

- 这一时期月经推迟，会让你意识到“难道是怀孕了”。也有可能发生“月经样出血（着床出血）”。
- 刚起床和空腹时觉得恶心，变得对气味敏感，开始出现妊娠反应。
- 也有人开始产生身体发热、口味的变化、嗜睡等怀孕的表现。
- 在怀孕期间戒烟和戒酒。

给爸爸的留言

当妻子告诉你，她的肚子里有了你们的宝宝时，你是一种怎样的心情？也许你会有比妻子还要震惊、喜悦、迷惑等各种各样的心绪。妻子的身心在接下来的 10 个月里都会迎来巨大的变化。如果妻子很辛苦，最好可以两个人一起做家务。

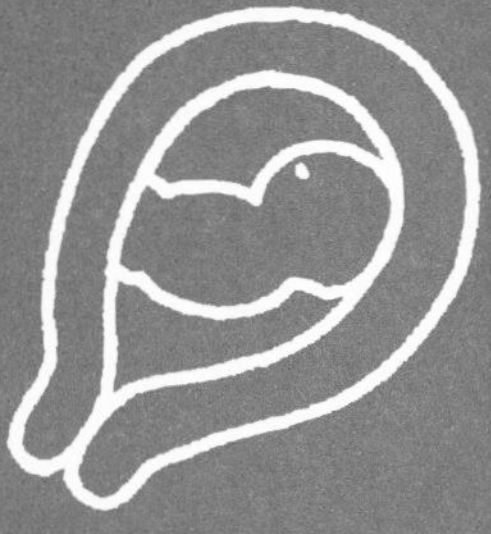

2个月
4 周
第 14 ～ 20 天

小生命已经到达妈妈的子宫。此刻起，他 / 她将完成戏剧化的成长过程。

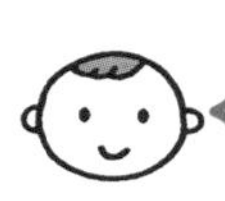

形状　圆盘状
大小　0.1 ～ 2 毫米
重量　1 克

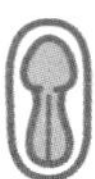

体重＿＿＿＿＿千克
血压＿＿＿＿＿毫米汞柱
宫高＿＿＿＿＿厘米
腹围＿＿＿＿＿厘米

4 周 0 天
第 14 天
距预产期 还有 252 天

大约 2 周前，精子与卵子结合成的受精卵，一边不断进行细胞分裂一边花 5 天时间从输卵管到达子宫内。此刻，受精卵正贴附在子宫内膜内侧上，今天之内即将潜入子宫内膜下方完成着床。现在的受精卵大小为 0.1 毫米，重量为 1 克左右，形状好似很多的泡泡附着在圆盘上。

经期准确的人，今天也是月经预计到来的日子。此时，子宫和怀孕前相比大小相同，大概有鸡蛋大小。重量大约有 80 克，为了迎接受精卵，子宫内膜会变得柔软和厚实起来。时常感觉困乏，这和经前期表现相似，可能很难区别。

4 周 1 天
第 15 天
距预产期 还有 251 天

昨天在妈妈子宫里安全着床的胚泡，会继续分裂并分为两部分。其中一部分将形成宝宝的身体，另一部分将会成为宝宝成长的营养源。这个营养源我们称之为“卵黄囊”，和它的名字一样是指卵的黄色部分。在内脏器官形成之前，胚泡从这里汲取营养、制造血液。

着床完成后，从宝宝的细胞里开始分泌一种叫作 hCG（人绒毛膜促性腺激素）的激素。如果孕妇尿液中 hCG 的含量超过一定数值，市场上的验孕棒就会显示阳性反应。但是，根据排卵的时间和激素的分泌量不同，这一时期有时也很难确定是否怀孕。

4 周 2 天
第 16 天
距预产期 还有 250 天

在今天之内，胚泡一侧将会出现一条像沟一样的线，这就是“原条”，此后“原条”会形成大脑和脊髓。这条原沟形成后，就可以区别头部、臀部、背部、腹部等。此外，原来分为两部分的胚泡将会分为外胚层、中胚层、内胚层 3 个部分，并开始形成身体的各部分。

这之后的 40 天，将是宝宝器官形成的重要时期。因为这一时期会形成神经组织、骨骼、脏器等，务必要注意药物的服用。如果因为有旧疾或者慢性病不得不服用药物的情况下，最好事先和医生做好沟通。在子宫里，此后会发育为宝宝胎盘的细小“绒毛”把宝宝和妈妈的子宫紧密连接在一起。

4 周 3 天
第 17 天
距预产期 还有 249 天

今天的胚泡大小为 1.5 毫米，重量和 3 天前没有变化，仍旧是 1 克左右。但 10 个月后这一重量将达到 3 000 克——变为原来的 3 000 倍。不得不让人惊叹生命力的伟大。分为 3 个部分的细胞群，就像颠倒的梨子，头大身体小，此后将发育出神经系统和心脏等。

已经有妊娠反应的妈妈不要勉强自己的饮食。妈妈可以翻到第 38 页做一下饮食摄取的参考和比对。蛋白质、铁、钙、叶酸是否摄取充足？ 1 天摄取量的目标是蛋白质 50 克、铁 8.0 ～ 8.5 毫克、钙 650 毫克、叶酸 400 微克。

4周4天
第18天
距预产期
还有248天

小生命正以惊人的速度成长着。在囊内胚中的3个细胞群最中央的“中胚层”中，血管的雏形已经形成，此后还将形成心脏、肌肉、骨骼等；外侧的“外胚层”将形成皮肤和神经；内侧的“内胚层”将会形成消化器官等。

怀孕以后月经会停止，为了给宝宝创造更好的状态，体内会分泌数种激素。也许会产生嗜睡、乏力、易怒等症状。此时一定要转换好心情，希望妈妈可以感觉到哪怕多一点点的舒适。在漫长的怀孕期间最重要的就是“放松”。

4周5天
第19天
距预产期
还有247天

表示宝宝的大小时，经常会使用“头臀长”一词，如字面意思，就是指从头到臀部的长度。现在的大小约为1.5毫米。从这周的初始起就已经成长了15倍。此时，人类生命中最重要的“指令塔”——大脑的雏形也开始在头部形成，之后会发育成脊髓的神经管也开始发育。

在神经管形成的这一时期，最重要就是叶酸的摄取。叶酸摄取不足将会大大增加胎儿神经管畸形的可能性。叶酸多来源于黄绿色蔬菜、豆腐、纳豆、水果等（请参照第50页）。

4周6天
第20天
距预产期
还有246天

心脏的最初形态开始稳步形成。虽然输送血液的“泵”的形成还尚在准备阶段，但是从心脏延伸出的血管已经和宝宝的脐带连接在一起。在下周三，心脏就要开始输送血液。在背部开始出现将会发育成脊柱（脊椎）的“脊索”。

神经、大脑以及心脏，这一周有太多重要的组织器官开始发育。也会有人在阅读时因为自己的“无知”而不安。但是请放心，妈妈的身体会自动做好迎接宝宝的万全准备，宝宝也会靠自己的力量奋力成长。

写你所想备忘录

安心贴士③

孕妇要提前知道的药物基础知识

因为孕早期是宝宝的脏器和骨骼形成的时期，所以你一定很在意药物的影响吧。有很多人都会因为在未知怀孕时吃了感冒药、止痛药、胃药等而手忙脚乱。但是只有一部分药物才会导致胎儿畸形。

虽说如此，仍然不可以凭一己之见草率地服用药物。请咨询妇产科医生的意见来获得处方药物。也有医院开设了“怀孕和药物门诊”，如果不放心可以前去咨询问诊。

宝宝的悄悄话：虽然只有1毫米多，但是我在妈妈的子宫里。

2个月
5 周
第21
～27天

心脏终于要开始跳动。宝宝的手脚开始发育。

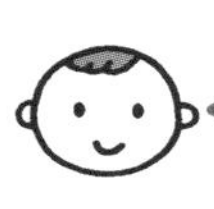

形状 弓形
大小 2～5毫米
重量 1～3克

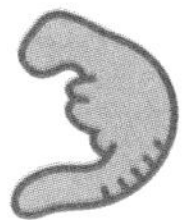

体重________千克
血压________毫米汞柱
宫高________厘米
腹围________厘米

5周0天
第21天
距预产期
还有245天

宝宝已经有2毫米大了。小宝宝的心脏即将跳动，这让人难以置信。连接妈妈和宝宝的细小“绒毛”部分正在慢慢地形成胎盘。胎盘完全成形需要15周。现在宝宝正通过“绒毛”从妈妈的血液中汲取营养和氧气。

虽然还有数天宝宝的心脏就开始跳动，但要在第6～8周时才可以在医院检查到明显的心跳。子宫也从鸡蛋大小增大到柠檬大小（宫高约为10厘米）。如果现在去妇产科检查的话，也许已经可以看到宝宝所在的“孕囊”。

5周1天
第22天
距预产期
还有244天

上一周圆盘状的小生命一点点地变化成微粗的棒状。大约有3毫米大小。之后眼睛的雏形也开始出现。此外，宝宝和“卵黄囊”“绒毛”“脐带”处各自的血管和心脏相连，以心脏为中心的血液循环也即将开始。

如果能在医院确认宝宝所在的“孕囊”，就证明宝宝已经在子宫成功着床。做好这一确认会让你放心很多。但因为在能确认宝宝心跳前还是不安定的时期，所以如果你觉得身体疲乏就要多休息，不要逞强。

5周2天
第23天
距预产期
还有243天

宝宝从微粗的棒状开始慢慢向海马状变化。身体内有一根管状的通道形成，这在之后会分化为食管、胃、肠。管状部分开始形成胃和十二指肠的最初形态。在胃的周围，肝脏和胰腺也开始出现。

当下妈妈可以做的就是调整状态，从而让宝宝继续成长。有选用新鲜的食材，保证营养均衡吗？有保证充足的睡眠时间吗？以往并没有过多注重自身健康的妈妈也可以此为契机，重新审视现在的生活。

5周3天
第24天
距预产期
还有242天

连接到心脏的大动脉开始发育。这是身体内最大的一条动脉，承担着向全身供血的责任。现在心脏仅有心房和心室2个房间，此后将会分为4个房间，在第10周时完成。虽然现在还无法确认心跳，但是心脏正有节奏地输送着血液。

相信还有一部分人在此时并没有觉察到怀孕，过着和过去一样的日子。但是宝宝已经进入到身体形成的重要时期，最好是戒烟戒酒。不过就算无意间喝了酒或吸了烟也不用太慌乱，因为与其在意过去，不如重视将来。

5周4天
第25天

距预产期
还有241天

头部的雏形发育得越来越有头部的样子了。要发育成眼睛、耳朵的部分下陷，之后要发育为下巴的部分也能够分辨出来。在嘴巴周围，除了下巴以外舌头也开始成形。喉咙、气管所在的脖子部分和脑神经雏形的发育也在稳步进行。在身体外侧，手的地方出现了小的突起。

得知怀孕，相信有人一方面会觉得欣喜，一方面也会因为肚子里的小生命而觉得迷惑。“工作和生活模式会发生怎样的变化”“可以顺利地生下宝宝吗”“自己竟然要当妈妈了”“丈夫会疼爱宝宝吗”，以上都是你现在最真实的想法吧！请顺其自然吧。

5周5天
第26天

距预产期
还有240天

宝宝的头部到臀部现在呈字母“C”的形状。虽然臀部还有尾巴，但是第9周时就会慢慢消失。肚子里的肝脏开始成形，“造血准备”也开始进行。在此之前，血液都是由“卵黄囊”制造的。要在第7周时，才会由肝脏制造血液。

因为子宫一点点变大压迫到膀胱，所以有的妈妈上厕所会变勤。不要忍耐请及时如厕。此外，因为此时体内会分泌各种激素，可能会产生易怒等情绪不稳定的表现。因为肚子里孕育着新生命，难以平静也是很自然的。

5周6天
第27天

距预产期
还有239天

在宝宝的肚子里，肝脏以外的胆囊、胰腺、肺也开始发育。肾的雏形出现。虽然脏器最终形成的时间各有不同，但是到第12周时大部分都会完成。因为宝宝身体中的心脏很大，所以肚子会隆起。仅这一周，宝宝就长了3毫米，最终达到5毫米大。

应该有人在此时才意识到怀孕。在无意间迎来如此重要的事情，有人会觉得大吃一惊。药物、X线、旧疾……如果有不放心的，最好去医院咨询医生。可以尽早决定好分娩的医院，多与医生和助产士进行交流。

写你所想备忘录

安心贴士④

为何要戒烟戒酒

酒精的摄入会引发“胎儿酒精综合征”，也可能导致发育障碍、精神发育延迟、小头症和其他先天异常。也有报道显示，香烟燃烧所产生的一氧化碳和尼古丁会导致血液中氧气浓度下降，从而容易引发流产、死产、早产、低体重儿、心脏畸形等先天异常和胎盘早剥等症状。如果只是“昨晚不小心喝了酒”“知道怀孕前有吸烟”的话，基本上不会有什么问题，但是烟酒都是易于成瘾的，所以孕妇还是应该果断戒烟戒酒。

2个月
6周
第28～34天

脑部、中枢神经、头部等继续发育。脏器和手脚也开始形成。

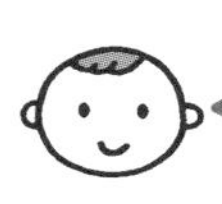

形状　粗弓形
大小　5～9毫米
重量　1～3克

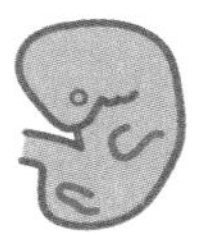

体重＿＿＿＿千克
血压＿＿＿＿毫米汞柱
宫高＿＿＿＿厘米
腹围＿＿＿＿厘米

6周0天
第28天
距预产期
还有238天

在上周的1周时间里，宝宝的心脏、肝脏发育良好。手开始一点点从身体伸出，头部和包含眼睛、耳朵、下巴的脸的部分也开始慢慢出现。这周，脏器的发育和口、鼻、耳的形成仍旧继续。脚的雏形也在手的雏形出现后开始出现。就好像是在保护刚刚成形的心脏一样，宝宝从头部到臀部的整个身体呈粗弓形。

如果平常月经周期正常，那么只要前往妇产科检查就可以确诊怀孕了。但如果是月经周期不规则或者排卵延迟，也有可能现在是看不到宝宝的。有时候还要过一段时间才能最终确认，所以请不要焦虑。可以下周再去医院接受一次诊查。

6周1天
第29天
距预产期
还有237天

手臂前端的手指还没有出现，只是呈船桨状。在眼部负责把映在晶状体的图像信息传达到大脑的眼神经开始发育起来。再过几天，眼球所在的眼窝开始出现，宝宝的眼部形态开始慢慢接近人类的眼睛。脸部各部分发育的同时，像口、鼻内部的复杂结构也开始形成。

心情变差、感觉发困、因为咖啡或饭菜的气味而恶心想吐、口味发生改变等，都是妊娠反应的症状。肚子里的宝宝还很小，所以妈妈也不用勉强饮食。但为了防止体内电解质的流失，请多多补充水分或者多喝电解质饮料。

6周2天
第30天
距预产期
还有236天

鼻孔和嘴部的雏形开始出现。下一周，上嘴唇就会出现。宝宝的脸会开始慢慢变得像爸爸或妈妈。在脑部控制饮食，调节体温、睡眠、生殖行动等“生存所需的基本行为”的“下丘脑”开始发育。头部正处于迅猛成长的阶段，所以此时宝宝的头部比躯干部还要大。

为了宝宝的成长，妈妈要摄取优质的蛋白质。所谓“优质”就是指“和人体内的蛋白质构造相近的”。因为构造相近，在被身体吸收后才会迅速变成体内的蛋白质，被运送到宝宝全身。可以组合搭配鸡蛋、牛奶、大豆制品、鲑鱼、沙丁鱼、鸡胸肉、猪里脊肉等食品。

6周3天
第31天
距预产期
还有235天

比手部的雏形出现稍晚2天，宝宝脚部雏形的小突芽开始出现。之所以手部先发育，是因为生物有“从头部开始朝尾部方向发育”的特征。宝宝肚子里的肾脏已经成形，下周开始会有尿液产生。宝宝还不足1厘米却开始排尿真是让人不可思议！

因为妈妈体内分泌着大量激素，所以有时候也会便秘。尤其是孕早期，由于妊娠反应难以随心所欲地饮食，或是长大的子宫压迫大肠等也可能导致便秘。多食用含有大量纤维素的食物或多补充水分吧。也推荐做拉伸运动或者瑜伽。

6 周 4 天
第 32 天

距预产期
还有 234 天

从这周起生殖器官开始发育。最早出现的是睾丸或卵巢。在受精卵的阶段，宝宝的性别就确定下来了。男宝宝睾丸会发育；女宝宝则卵巢发育。睾丸、卵巢是下一代生命延续的接力棒。这一准备在宝宝 7 毫米时就已经开始。

有人在怀孕后，胸部开始刺痛。这是受激素影响，为母乳产生做准备。乳房肿胀或者有灼热感都是乳腺发育的证明。今后，分泌的激素将刺激乳腺、促进血液循环，所以胸部也会变大。

6 周 5 天
第 33 天

距预产期
还有 233 天

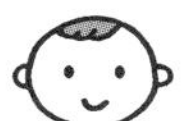

手部继续发育，在周围开始出现肌肉和神经。2 ~ 3 天后足部肌肉和神经也会开始发育形成。在头部，上腭和下腭开始形成。眼部此时还在脸部侧面，12 周时会开始慢慢向中央移动。鼻孔的位置也开始变得清晰可见。

是不是比平时更容易口渴？因为怀孕后血容量开始增加，在此基础上还要形成羊水，所以容易变得口渴。由于妊娠反应而难以随心所欲饮食时，可以把硬水型的矿泉水做成冰块含在嘴里，从而补充容易缺失的无机盐。怀孕期间也推荐白开水、麦茶、香草茶等。

6 周 6 天
第 34 天

距预产期
还有 232 天

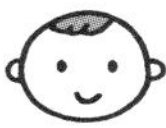

在这 1 周内，脑部快速发育起来。上周前，脑和脊髓还是一起发育的，但是从今天开始，分别向着有独立作用的器官发育。作为复杂和有着高功能的器官，大脑正进行着精细的发育。

平日可以克服的疲惫在怀孕期间却会发展成沉重的疲惫感。这是身体发出的“请稍作休息”的信号。妈妈的身体状况开始慢慢向保证宝宝健康成长的方向转变。心率、呼吸次数也开始增加。此后，血容量也会开始持续增加，所以当下重要的是多休息。

写你所想备忘录

安心贴士⑤

美甲和染发

怀孕期间也想要享受时尚吧！美甲和染发都不会对宝宝产生影响，所以无须顾忌。但是，两者都有药剂特有的气味，在对气味敏感的妊娠反应期间还是尽量避免比较好。有时，怀孕期间也有人会有皮肤瘙痒等症状，皮肤开始变得敏感。所以如果染发剂会导致皮肤问题，请暂停使用。

此外，在住院时指甲是测量血氧饱和度的部位。如果有美甲的话就不能做，所以孕晚期还是洗掉为妙。

2个月

7周

第35～41天

开始形成食管、胃、肠等消化器官，眼、鼻等脸部器官的发育继续。

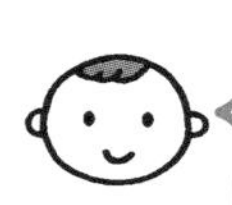

形状　鱼状
大小　8～13毫米
重量　3克

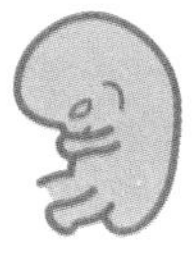

体重________千克
血压________毫米汞柱
宫高________厘米
腹围________厘米

7周0天 第35天

距预产期 还有231天

宝宝已经有8～9毫米大了。和上周最开始相比，长大了不少。在这么小的身体里却发育着精巧的内脏和大脑，真让人觉得不可思议。这周眼、鼻等脸部器官的发育仍在继续。在体内开始形成食管、胃、肠等消化器官。已经可以看出手掌的形状。

这一时期有不少人会心情变差、容易疲劳。此时妈妈体内分泌着较怀孕前多数百倍的激素，身心都会感到不安。但是，肚子却还没有明显变大，所以丈夫可能会忽略妻子身体发生的变化。不要一个人默默承担，要对丈夫打开心扉。

7周1天 第36天

距预产期 还有230天

上周起，宝宝的脑内就形成了下丘脑，这周又将发育出小脑。小脑位于后脑勺下方，掌管运动功能。直立、游泳等运动信息都是小脑发出的。脸上长出上唇，头两侧下方耳朵开始慢慢出现。

如果还在继续工作，此时也许会觉得上班路上和办公室的味道让人不适。身体状况不佳时，要把已怀孕的事情告诉上司。通过思考“要继续工作吗”“要辞职吗”“要不要请上司调整工作内容”等，可以好好整理自己的心情。也可以事先阅读一下公司内的规章制度。

7周2天 第37天

距预产期 还有229天

在昨天可以看到的耳朵里开始形成一个通道。在咽喉部位，开始出现声带、甲状腺的雏形和气管、支气管。在头部内侧，作为大脑一部分的下丘脑－垂体系统（可分泌控制生殖器官等功能的激素和生长激素释放素）、脑内感知气味的“嗅球”也开始出现。

在怀孕初期因为激素平衡的变化，皮肤容易变得干燥。感觉干燥和瘙痒时，要多做保湿以防皮肤油脂流失。如果产生湿疹或者皮肤异常瘙痒时，也可以请医生开一些对孕妇没有影响的处方药。建议选择刺激性小的肥皂，不要泡太热的热水澡。

7周3天 第38天

距预产期 还有228天

下巴开始发育，长相越来越接近人类。肚子里“脾脏”继续发育。脾脏这一器官位于身体左侧、肋骨下方，在胎儿体内造血或者储血，可以保护身体免受细菌侵扰。食管、胃、肠的发育也在继续。无法完全收进腹部的大肠有少许从宝宝的肚脐眼里“跑”了出来。

在宝宝发育重要器官的这一时期，有一些需要补充摄取的无机盐和维生素。首先是骨骼和牙齿形成不可或缺的钙和维生素D。其实，钙是怀孕时期最易缺失的无机盐。因为骨骼正在不断形成，所以要有意识地从乳制品、豆制品、鱼类中摄取无机盐。

7 周 4 天
第 39 天

距预产期
还有 227 天

第 5 周起就开始形成的心脏，现在要慢慢向 2 个心房和 2 个心室分化。需要 3 周时间，4 个“房间”才可以完成。心脏在这 1 个月的时间内被精细地“制造”出来。宝宝的身体比例是大头和大身体的两头身。宝宝的头部向肚子蜷缩，身体的大部分被心脏和肝脏所占据。

与怀孕前相比，妈妈的血容量增加 10%，心跳数与平常相比每分钟多 10 次。血容量还将继续增加，并将在 30 周到达最高值，与孕前相比血容量增加 40%。此外，由于血浆中水分会增加，血液会因此变稀，请参考第 110 页，从现在开始考虑补铁。

7 周 5 天
第 40 天

距预产期
还有 226 天

还记得胎盘出现前的营养源和肝脏成形前制造血液的“卵黄囊”吗？现在，在这里开始产生此后会变为精子和卵子的生殖细胞。这个生殖细胞经过 1 ～ 2 天移动到骨盆内未分化的性腺，如果是女生就会向卵子发育，如果是男生就会向精子发育。

如果妈妈有妊娠反应的话，上班路上会很不舒服。如果公司允许调整上班时间的话，请前去申请。如果坐公交车途中感到不适，可以在中途下车。如果能记住各站卫生间的位置更好。

7 周 6 天
第 41 天

距预产期
还有 225 天

手臂长得胖乎乎的，手肘和手掌变得清晰可见。手掌上有以后要长成手指的线，数天后脚上也会出现以后要长成脚趾的线。眼睛里相当于照相机镜头的“晶状体”和相当于胶卷的“视网膜”一起开始形成。各器官会继续发育。

妊娠反应因人而异。如果一天吐好几次，甚至连水都不能喝的话，则被称为“妊娠恶阻”，这时候需要打点滴。希望妈妈可以找到适合自己的度过妊娠反应期的办法。或者少食多餐或者不要让自己过于疲劳。如果感觉非常不适，不要过于忍耐，可以前往医院就诊。

写你所想备忘录

安心贴士⑥

宠物和电磁波对怀孕有何影响

如果怀孕前就养有小动物的话，在处理它们的排泄物时请佩戴手套，处理完后请洗手。因为小猫的粪便里有可能会有导致孕妇流产或死产的弓形虫，如果之前没有饲养小动物的话，那么怀孕时期也不要饲养。

虽然有人怀疑电磁波会给人体带来各种影响，但至今为止也没有确切证据可以证明某种病症是受电磁波影响而产生的。但是像电热毯、电热地暖这种长时间和身体接触的用电器具，还是敬而远之为妙。

产检项目和要注射的疫苗

检查一下是否感染了可能会对妈妈和宝宝产生影响的病症。检查后，如果可以判明某一种疾病或者某一种体质，孕妇就可以在医生的帮助下做好孕期管理和确定分娩对策。

要在医院做的检查项目

预习一下要在医院所做检查的含义

检查项目和时期	检查理由	结果显示
血　型 初诊时	为未来输血做好准备，检查血型是 ABO 型还是 Rh 型。也检查一下宝宝和妈妈的血型是否不合	如果是 Rh 阴性血，就有可能是血型不合的怀孕。如果不规则抗体也是阴性的话，为了预防新生儿溶血就要注射免疫球蛋白
不规则抗体 初诊时	在妈妈的血液中，如果含有可以破坏宝宝红细胞的不规则抗体，那么就可能会导致宝宝贫血或者黄疸	如果是阳性，在输血时有可能产生破坏宝宝红细胞的副作用，所以需要准备不会对抗体产生反应的血液
甲状腺功能 初诊时	如果患有甲状腺疾病的话，流产、早产、胎儿死亡的风险都会上升	甲状腺激素分泌过多或者不足时，都要通过内服药来调整
血　糖 初诊时	如果患上妊娠期糖尿病，就容易并发妊娠高血压、羊水过多、感染，所以为了可以早期发现也要做检查	就算初期血糖值没有问题，后期也依然要进行口服葡萄糖耐量检测
梅　毒 早期～12 周	如果妈妈感染，可能会导致流产、早产，也可能会通过胎盘传染给宝宝导致宝宝患先天性梅毒，所以要在初期进行检查	感染的话，如果在胎盘形成前进行治疗，就可以预防对宝宝的感染
乙肝病毒 早期～12 周	如果妈妈感染乙肝，可能会在分娩时通过血液传染给宝宝	结果如果是阳性，那么为了预防感染可以注射免疫球蛋白和疫苗。可以阴道分娩和母乳喂养
丙肝病毒 早期～12 周	如果妈妈感染丙肝，可能会在分娩时通过血液传染给宝宝	结果如果是阳性，要做肝功能检查，进行体内病毒含量的精密检查。可以母乳喂养
HIV（人体免疫缺陷病毒） 早期～12 周	如果妈妈感染此病毒，分娩时宝宝也有感染的风险。而且还会通过母乳传染	有时也会是假阳性，所以要进行追加检查。采取剖宫产和奶粉喂养
成人 T 细胞白血病 早期～12 周	感染病毒后产生的白血病。如果妈妈带有病毒，会通过母乳传染。偶尔也会通过胎盘传染	会通过母乳传染，所以可以参考人工喂养、短期母乳、冷冻储存母乳等喂养方法
风　疹 早期～12 周	如果妈妈感染，会通过胎盘传染。可能会导致宝宝心脏、眼睛、耳朵等先天性异常	怀孕期间是不能注射疫苗的，如果抗体不充足，孕期要避开人群以免感染。产后注射疫苗
贫　血 早期、20 周前后和晚期	在孕期掌握贫血的情况，就可以尽早补铁	血红蛋白水平低于 110 克 / 升的情况下，除了要注意饮食，还要服用含铁补血药

（续表）

检查项目和时期	检查理由	结果显示
50 克葡萄糖耐量检查 20 周后	妊娠期糖尿病的筛选检查。喝 50 克葡萄糖水，1 小时后检查血糖值	治疗从食疗开始，但如果很难控制血糖值的话，要采用胰岛素治疗
宫颈癌 初诊时	怀孕前，很多人都没有做过宫颈癌检查。初诊时要进行检查	细胞诊断结果如果可疑的话要进行进一步紧密检查。如果发现初期宫颈癌时，可能要进行宫颈锥切
GBS（B 族链球菌） 33 ~ 36 周	如果分娩时，阴道存在 GBS，出生的宝宝就可能会患上败血症、髓膜炎、肺炎等	为了防止对宝宝的传染，在分娩时要注射抗生素
衣原体 早期 ~ 晚期	如果感染衣原体，就可能导致早产、流产，引发产道感染	结果显示阳性，要服用对宝宝没有影响的抗生素以根治

虽然是自愿检查项目，但还是应该事先了解

只要有一点不放心，就算不是必需，也要做检查

检查项目	时期	检查理由	结果显示
乳腺癌	早期	在怀孕和哺乳期间可能会患上乳腺癌，所以要做乳房超声波检查才会安心	如果被确诊患有乳腺癌，可能要在孕期做手术或化疗
牙周病	中期	有人指出牙周病和早产的关联性。请在孕中期完成牙周病、蛀牙等牙病的治疗	早期治疗很重要。去除牙石，消灭牙周病菌。平日要通过认真刷牙来起到预防作用
水　痘	早期	如果孕期感染水痘，会对宝宝的大脑、皮肤、四肢产生影响	怀孕期间是不能注射疫苗的，所以如果没有抗体要多加注意，以防感染。通过洗手来起到预防作用
疫苗	**各期**	**推荐接种理由**	
流　感	秋季	孕期如果患上流感，病情也有可能恶化。推荐注射疫苗起到预防作用	

还要注意一下易引发感染的病原体

了解孕期容易感染的感染病症的影响和对策

病原体名	对怀孕的影响	对　　策
李斯特菌	通过胎盘传染宝宝。也可能会导致流产、早产、死产	相较于孕前，感染率提高20倍。容易附着在未加热的起司、熏三文鱼、肉排或鱼排上，怀孕时请忌食。确诊后，医生会开具抗菌药物
弓形虫	通过胎盘传染宝宝。也可能会导致流产、死产	多存在于生肉、生鱼里，一定要烧熟后食用。如果饲养宠物，处理排泄物时一定要戴手套，事后要勤洗手
巨细胞病毒	通过胎盘传染宝宝。也可能会对视觉、听觉神经产生影响	因为没有疫苗，如果妈妈没有巨细胞病毒抗体的话，和小朋友一起吃饭时要分开餐具以防唾液感染。相比第一胎时，第二胎以后更要多加小心

孕妇饮食要求 营养搭配均衡

为了妈妈的健康和宝宝的发育，重新审视饮食生活

基本热量是每天2 000千卡

20～40岁女性每天所需的热量是2 000千卡（1千卡=4 186焦）。妊娠初期每天需要加50千卡，中期每天需要加500千卡，晚期每天需要加500千卡。可咨询营养科医生。

做到一日三餐规律饮食

要早睡早起，好好吃早饭。如果早、中、晚规律饮食的话，既可以防止偏食、吃零食，让营养全面吸收，还能起到控制体重的作用。

吃饭时要注重各种食材的搭配

在饮食生活中，最重要的是选择、搭配好食材，这样也可以达到营养均衡。虽然经常会有人说“吃这个对身体比较好”，但最重要的是营养均衡。

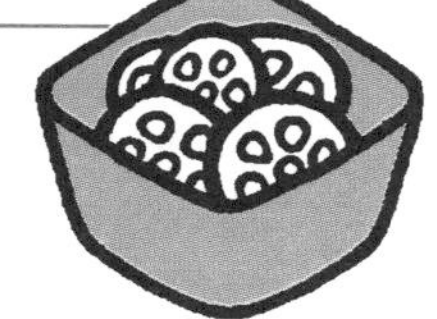

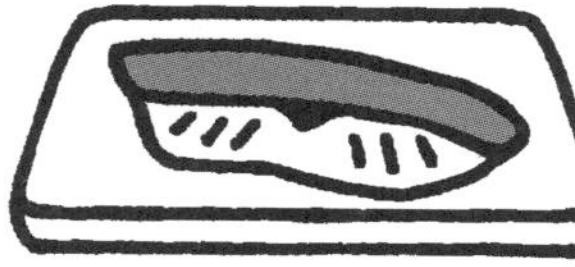

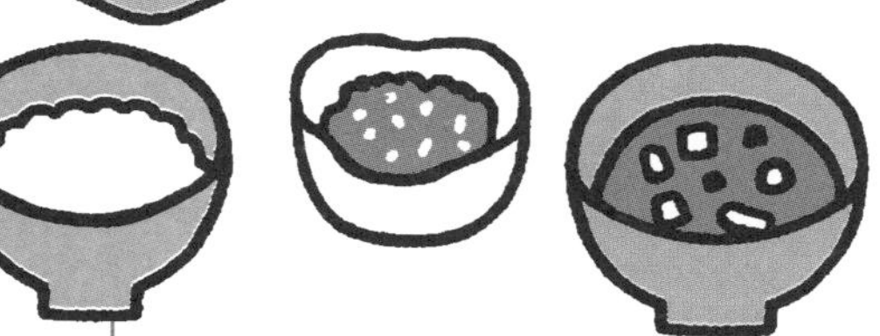

蔬菜的数量和种类都要充足

要广泛地选食蔬菜。蔬菜中含有的膳食纤维不仅可以缓解便秘，热量也很低，可以多吃。如果连皮一起的话，要吃不含农药或者低农药残留的。

为了防止高血压或者糖尿病，要注意口味清淡

如果过度摄入盐分，会导致血压上升，容易出现身体浮肿和蛋白尿症状。即使怀孕前身体健康，如果不加以注意的话，也可能会患上妊娠期高血压和妊娠期糖尿病。

过去的“三菜一汤”，营养非常均衡

日本人长久以来的“三菜一汤”，汤是指味噌汤，三菜是指一道主菜和两道副菜。基本上主菜以鱼类为主，偶尔选用肉类；一道副菜是大豆等豆制品，另一道是黄绿蔬菜、根菜等蔬菜。

这“三菜一汤”搭配米饭、咸菜，是日本古往今来的定食。副菜种类少时，味噌汤里可以多放材料，反之简单即可。这样就可补充准妈妈在怀孕时容易缺乏的叶酸、钙、铁，对准妈妈们而言是最佳菜单。

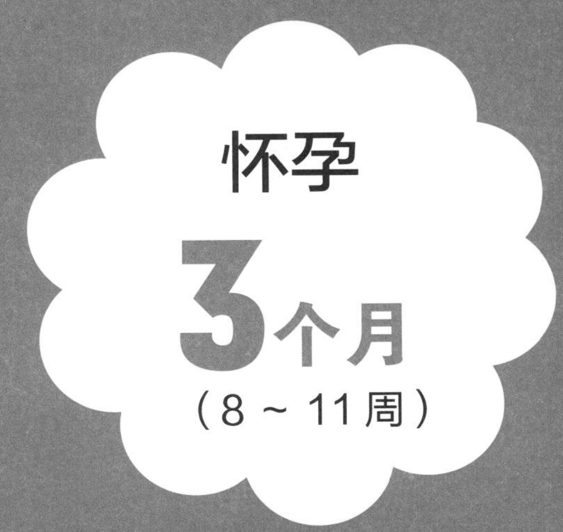

这一时期的情况

宝宝

- 心脏发育，可以开始听到心跳。身体是两头身。
- 眼睑、嘴唇、牙齿、指甲、头发的雏形开始慢慢形成。
- 肝、胃、肾开始运作，宝宝会喝羊水、排尿。
- 可以观察到宝宝在羊水里运动手脚、自由转动。

妈妈

- 怀孕前鸡蛋大小的子宫会长到柠檬大小。
- 也有人上厕所开始变勤。不用忍耐，及时如厕。
- 妊娠反应最剧烈时期。避免空腹、增加饮食次数等，找出让自己轻松的办法。
- 由于激素的关系，容易便秘。多补充水分，多吃富含膳食纤维的食物。

给爸爸的留言

妻子的妊娠反应如何？可能看上去总是在休息，其实她不是偷懒不做家务。面对身体的变化，如很难起身等，妻子会感到不安。也有人把妊娠反应比喻为严重的持续 24 小时的醉酒。可以问问妻子身体感觉如何，或者只是倾听她的诉说，也将成为她内心的支撑。

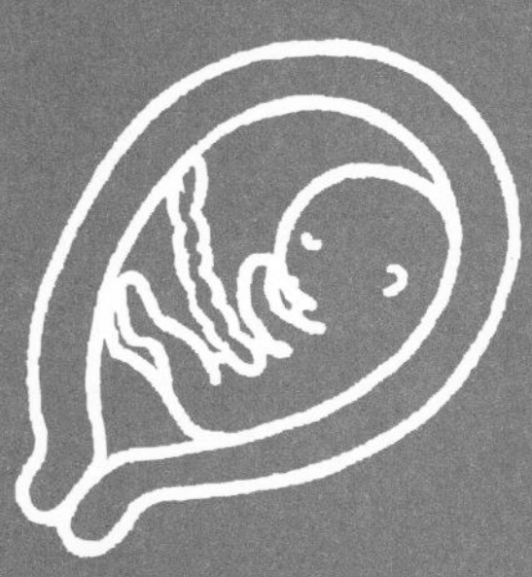

3 个月

8 周

第 42 ～ 48 天

眼睛上长出眼睑。软骨和骨骼也开始出现。

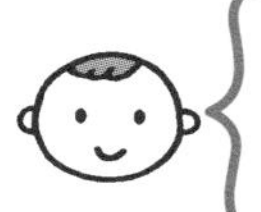

形状　基本呈人形
大小　13 ～ 18 毫米
重量　3 ～ 8 克

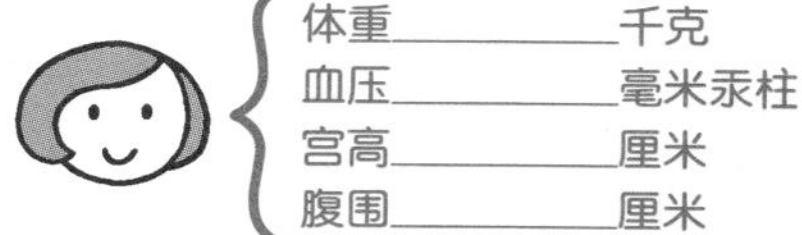

8 周 0 天
第 42 天
距预产期 还有 224 天

今天起就算跨入怀孕的第 3 个月了。从第 6 周开始发育的软骨在这一周开始向骨骼变化。手脚缓缓成长，手肘和膝关节变得可以弯曲，在手和脚的一端可以看到之后会发育成手指、脚趾的形状。身长也慢慢变长，脸和内脏开始朝着最终形态继续发育。

外观虽然没有多大变化，但是子宫会在原来柠檬大小的基础上再长大一圈。因为膀胱被压迫，所以有的人上厕所变勤，还有人会容易便秘。早上慢慢地喝一杯水，留心吃膳食纤维多的食物。如果症状得不到改善，不要随意服用药物，要去医院咨询医生。

8 周 1 天
第 43 天
距预产期 还有 223 天

到现在为止，宝宝的心、肝、肺、肾等内脏渐渐出现并成长。这一周，和内脏的成长一起，宝宝的身体也开始变长。虽然未能完全纳入体内的肠子会暂时裸露在宝宝的肚脐外面，但是在 11 周结束时肠子会回到宝宝的体内，所以不必担心。

因为妊娠反应，有很多妈妈会觉得一天变得很漫长。因为恶心或是睡眠改变等心情容易低沉。妊娠反应结束的时间因人而异，但大部分人都在第 14 ～ 15 周减轻。为了避免空腹，可以增加饮食次数或者仰躺下来多休息，找找让自己轻松的办法。

8 周 2 天
第 44 天
距预产期 还有 222 天

在手臂生长的同时，体内的肌肉和神经也开始形成。血液开始在动脉、静脉中流动，大脑和神经开始发育起来，再过不久宝宝就可以伸展手脚了。话虽如此，宝宝现在还只有 16 ～ 17 毫米大小，就算宝宝这个时期动，妈妈也是察觉不到的。一般要到第 20 周才能感觉到胎动。

如果腹部胀气或者疼痛，会吓一跳吧。有时也会觉得侧腹部和脚跟很痛，这是由于子宫变大导致韧带拉伸从而引发的疼痛，卧倒时把疼痛部位向下，基本上可以解除疼痛。如果疼得睡不着甚至出血的话，请尽快前往医院就诊。详细告诉医生“从何时”“在何处”“有何种疼痛”。

8 周 3 天
第 45 天
距预产期 还有 221 天

宝宝的眼、耳、鼻继续发育。眼睛里已经出现了晶状体、视网膜、角膜。眼睑也从这周开始形成。11 周眼睑发育完成后，宝宝一直张开的眼睛就可以合上了。耳朵里，内耳继续成长。眼睛就像兔子眼睛一样在脸的两侧，耳朵在其下方。

怀孕不是患病，但总会让人担忧或者身体不适。特别是在孕早期，让人担心的是伴随腹痛出现的出血症状，有可能是先兆流产和宫外孕的征兆。切勿太过自信，还是要及时就诊。

8 周 4 天
第 46 天

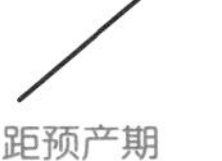

距预产期
还有 220 天

宝宝现在虽然还是两头身，但内脏持续发育，宝宝的身体慢慢变长。到上周为止，宝宝身体的轴线——软骨，逐渐向脊柱变化。在不久的将来，起缓冲作用的椎间盘也会出现。肋骨也慢慢地生长出来。在子宫内包裹胎儿的“羊水”也渐渐生成，有 10 毫升左右。

羊水是能从冲击中保护宝宝的重要“缓冲垫”。孕早期的羊水来自于妈妈的血液和体内的组织液，很快就可以通过超声波观察到。怀孕 5 个月羊水有 190 毫升，怀孕 8 个月有 900 毫升，分娩前又将减少到 500 毫升。羊水是含有氧气、蛋白质、盐分的无色或淡黄色的碱性液体。

8 周 5 天
第 47 天

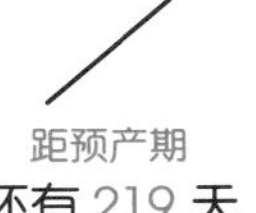

距预产期
还有 219 天

开始形成覆盖身体的皮肤。最表层的角质在 21 周前形成。现在还是轻薄透明的状态。胎盘的形成也在继续，距离完成还有 1 个月。如果可以检测到宝宝的心跳，流产率会从 15% 降低到 5%。

子宫中温度约为 37℃，比体温稍高。为了维持这一温度，无论什么季节，最重要的都是“不让身体受冷”和“保温”。如果身体受凉，血液循环不畅的话，就会容易水肿，甚至会腰痛。即使是夏天，也要留意头寒足热，佩戴袜套。

8 周 6 天
第 48 天

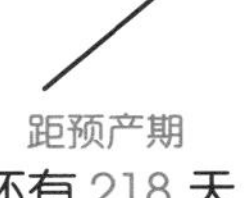

距预产期
还有 218 天

皮肤出现的同时，宝宝乳头的雏形也开始出现。肝脏开始造血。与此同时，卵黄囊也逐渐变小。卵黄囊生成的生殖细胞慢慢向骨盆移动，未分化的性腺在下周会分化为精巢和卵巢。到今天，头臀长达到 18 毫米。

与怀孕前相比，妈妈的代谢速度加快，消耗了大量的蛋白质、类脂质、能量。呼吸数和心跳增加，为了让怀孕生活顺利进展而努力着。补充维生素 A 可以促进宝宝的成长和增强免疫力。补充叶酸能够促进制造血液，促进蛋白质代谢。

写你所想备忘录

安心贴士 ⑦

怀孕后告知上司和同事的最佳时机

为了避免身体的不适，在确认宝宝心跳（胎心音）出现后就及时向上司或周边同事告知怀孕事宜比较好。

虽然怀孕是一件喜事，但因为怀孕后女性可能会暂时离开岗位，加上还有产假和哺乳假，所以有的公司也会表示不快。怀着歉意先和直属上司沟通后，再和要与你交接工作的同事也打好招呼吧。如果职场同事里有分娩经验的，及时沟通也会让人安心。

3 个月
9 周
第 49 ～ 55 天

骨骼开始发育，宝宝更加接近人类的外观。这周内手脚也将最终发育完成。

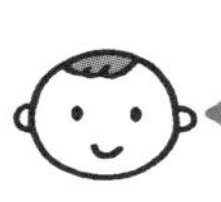

形状　基本上是人形
大小　18 ～ 30 毫米
重量　3 ～ 8 克

体重＿＿＿＿＿＿千克
血压＿＿＿＿＿＿毫米汞柱
宫高＿＿＿＿＿＿厘米
腹围＿＿＿＿＿＿厘米

9 周 0 天
第 49 天
距预产期
还有 217 天

宝宝将在这周内从约 18 毫米长到 30 毫米。上一周宝宝每天约长长 1 毫米，这一周速度提升，每天长长 1.5 ～ 2 毫米。到上周为止身体内发育的内脏开始慢慢发挥它的功能。心脏强有力地跳动，胃在分泌消化液，肝脏在不断造血，肾脏也开始处理身体里的废弃物。

子宫长到橙子大小。有好好吃饭吗？妊娠反应期间，可以吃一些番茄、水果、寿司等清爽、口感好的食物。每天有些新的诸如“这些可以吃”“减少食物数量，分多次进食比较轻松”的发现。让这些小发现帮你一起度过妊娠反应期吧！

9 周 1 天
第 50 天
距预产期
还有 216 天

上周末开始出现的手臂骨骼开始成长起来。宝宝的手现在还是鸭蹼状，3 ～ 4 天后小小的手指就会开始一根根分离开来。脚要再迟几天变成鸭蹼状。这周内手指、脚趾都有望长好。屁股后面的小尾巴也在不知不觉间变短了不少。

妈妈身体中继续分泌激素。可能会有人因为乳头、乳晕变大，色素沉淀而惊讶。这是母体在做哺乳准备的信号。有时会体毛变浓，或者容易长斑，但产后这些都会慢慢恢复，不用过于担心。

9 周 2 天
第 51 天
距预产期
还有 215 天

复杂的脸部继续发育。因为视网膜内出现黑色素，所以宝宝的眼睛开始带有茶色。在头部侧面，宝宝的耳朵外侧正在塑形，预计还有 3 天就可以完成。嘴部的上唇已经完全长好，开始出现感知味觉的器官——舌头。

维生素 A 可以促进宝宝的发育和增强免疫力，所以需要积极补充。但如果在怀孕初期过度摄取动物性维生素 A，可能会导致先天异常，所以要多加小心(可以参考第 110 页)。鸡肝和猪肝，一片（30 克）就已经超过了一天的需要量。

9 周 3 天
第 52 天
距预产期
还有 214 天

宝宝的头臀长已经长到了 22 ～ 24 毫米。宝宝现在还没有脖子，但是身体有了宝宝该有的样子。此时去医院检查的话，也许已经可以检查到宝宝的心跳。宝宝现在还是两头身，还需 4 个月就可以长到三头身。眼睑、耳朵外侧、舌头的发育即将完成。

马上就可以在妇产科检查到宝宝的心跳了。可去社区卫生服务中心领取《孕产妇健康手册》，然后去准备分娩的医院建卡进行产检。

9 周 4 天
第 53 天

距预产期
还有 213 天

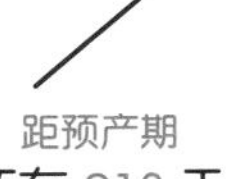

这周开始形成外生殖器。男孩子从睾丸中分泌睾丸激素，防止女性生殖器的出现。男性生殖器官的结构中，排尿和射精共用一个通道。而女性排尿和排卵却不是如此。因为构造上的不同，运用的机制也不同。

应该有很多妈妈比较在意宝宝的性别。但最早也要在 6 周后才能确定。相信妈妈们都知道，在受精的一瞬间宝宝的性别其实就已经被确定了，重要的是宝宝能够健康成长。但可能妈妈们都是因为期待，才会下意识地去猜测吧。

9 周 5 天
第 54 天

距预产期
还有 212 天

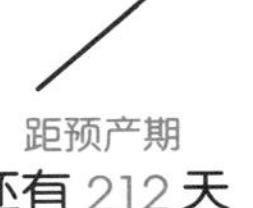

在骨骼形成之时，颅骨也开始发育。因为颅骨有保护大脑的部分也有面部的部分，所以要花很长时间，就像把散乱的拼图拼在一起一样，颅骨最后也会完美拼接在一起。在大脑发育的同时，骨骼也在成长，再过几天眼睛也会移动到脸部的前方。皮肤会覆盖脸部，宝宝的脸渐趋成形。

据说同时摄取钙和维生素 D 会提高吸收率，一种叫镁的元素也有相同的作用。蛤蛎、大豆制品、干果类均富含这一元素。镁和钙以 2 ∶ 1 的比例配置，最容易被吸收。镁一周所需摄取量为 200 毫克，但摄取过度反而会影响钙的吸收，要多加小心。

9 周 6 天
第 55 天

距预产期
还有 211 天

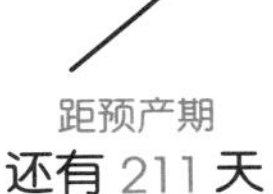

今天就是第 9 周的最后一天。这一周骨骼进一步发育。今明两天，宝宝臀部后面的“小尾巴”就要和我们说再见了。宝宝的手肘、膝关节已经可以弯曲，过去鸭蹼状的手指、脚趾也开始一根根分离开。宝宝开始在羊水中滑动自己的手脚。头臀长达到 30 毫米。

很遗憾，这个时候有的准妈妈可能正在面对令人悲伤的流产问题。即使在确定怀孕后，流产率也高达 15%。这意味着每 6 ~ 7 人中就有 1 位妈妈发生早期流产。大部分早期流产是因为宝宝有问题，即使再小心也难以避免。若不幸碰到这样的事情，也不要太过自责。

写你所想备忘录

安心贴士⑧

你知道巨细胞病毒吗

巨细胞病毒是怀孕时易感染、会对胎儿有所影响的疱疹病毒的一种。60% ~ 90% 的成人自然感染后携带抗体，但据说有 30% 的孕妇是没有抗体的。如果在怀孕时感染上巨细胞病毒就会传染给宝宝，有可能会影响其视觉神经发育。如果担忧的话，可以去检查一下是否有抗体。

到目前为止，还没有预防感染和治疗的方法，但可以经常洗手，不要和其他小朋友共用餐具。

3个月

10 周

第56～62天

心脏成功分成四个“房间”。宝宝的头部变圆，身体部分也在长大。

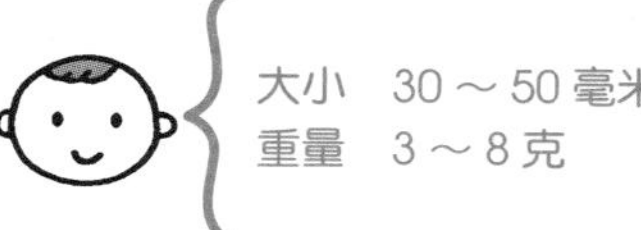

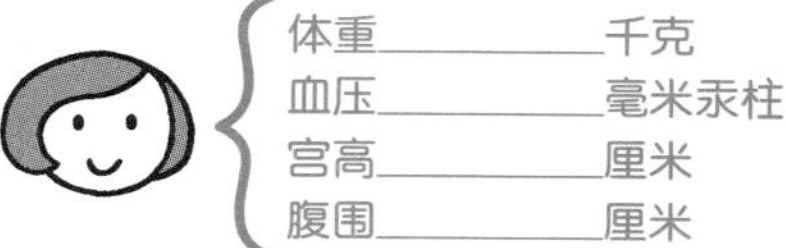

10周0天 第56天

距预产期 还有210天

宝宝的大小（头臀长）达到30～40毫米。2周前还只有10毫米大小的宝宝，手脚、内脏、脸上的各个部位每天都在一点点成长。虽然只是一个小生命，但其成长过程里凝聚了从40亿年前开始就绵延不断的地球生物智慧。这无法不让人感慨万千。

橙子大小的子宫又长大一圈。因为血容量比怀孕前增加了15%，有时会看到胸部和手脚上有血管浮现。这是这一时期的特殊现象，和静脉瘤不一样。多补充水分，保证血液循环畅通。推荐穿防静脉曲张袜。

10周1天 第57天

距预产期 还有209天

宝宝的心脏分成了四个“房间”，现在正在全速跳动，每分钟160～170次。成年女性的心跳是每分钟65～75次，所以宝宝心脏正在以2倍多的速度跳动着。肝脏正在造血，从下周起位于左侧肋骨内侧的脾脏开始制造红细胞。

你有没有质疑过，明明妈妈通过胎盘和宝宝相连，为什么宝宝和妈妈的血型也可以不同呢？秘密其实隐藏在胎盘运作的机制里。胎盘一侧连接宝宝，另一侧的细毛（绒毛）浸于妈妈的血液里。绒毛只是从妈妈的血液里吸收营养，所以母婴的血液不会混在一起。

10周2天 第58天

距预产期 还有208天

皮肤开始慢慢覆盖脸部，头部变圆，长相逐渐成形。虽然还是头部比身体大，但是身体也在慢慢长大。头内大脑发育，开始形成大脑半球。手脚最终成形，开始偶尔运动。马上就可以通过超声波看到宝宝的小手小脚了。

上班的妈妈因妊娠反应身体不适时，若想变更上班时间、错开上班高峰、在家休息等，可以请医生写明原因提交给老板。

10周3天 第59天

距预产期 还有207天

从上周开始形成的骨骼开始一点点变硬，骨骼周围的肌肉、皮肤等部分开始发育。手脚上的血管像树枝一样游走，可以通过超声波观察到宝宝在羊水中运动的影像。眼睛中，虹膜开始出现。虹膜包围着眼部相当于照相机镜头的晶状体，各民族不同的“瞳色”就是由虹膜决定的。

羊水已经达到30毫升。羊水是保护宝宝不受到冲击，帮助宝宝自由运动的重要存在。此外，还能起到让宝宝身体发育左右对称、让肺部正常发育、防止肺部感染等作用。下周宝宝可以排尿时，羊水量会进一步增加。

10周4天
第60天

距预产期
还有206天

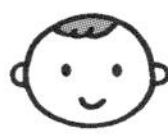

从上周开始形成的眼睑最终完成，宝宝可以闭合双眼了。在神经反应下，宝宝有时会眨眼，但要在4个月后眼睑才会真正投入运作。牙龈中开始长出乳牙的雏形。内耳继续发育。宝宝开始能在子宫中感受到平衡感。

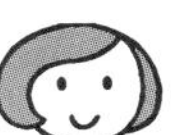

有人觉得怀孕也不是生病，所以可以爱吃什么就吃什么。但事实上，孕期要比平时更容易受感染，所以要注意食品中的细菌。比如，在生鱼里就有一种叫作“弓形虫”的寄生虫，会通过胎盘传染给宝宝。不过加热就可以杀菌了，所以鱼肉一定要烧熟后食用。

10周5天
第61天

距预产期
还有205天

从上周开始形成的生殖器官，在这周男宝宝会发育出睾丸，女宝宝会发育出阴道。至少还要1个月才能通过超声检查判断孩子的性别。肝脏很大，占体重的10%，宝宝的肚子还是隆起的。这是为了让小身体更有效率地工作，和爸爸们因为“发福”而凸出来的肚子可不一样。

是否感觉到气喘和心悸？事实上，现在妈妈身体的氧气消耗量比孕前提高了20%。因此，要吸取更多的氧气，所以就会觉得气喘。疲乏、犯困等现象都和这时期的身体功能有关。不要勉强，多休息。

10周6天
第62天

距预产期
还有204天

宝宝的身长在今天达到50毫米。虽然只有拇指长，但是身体内各器官相互协作维持着宝宝生命的运转。在这一阶段，人类该有的功能已经基本确立。到现在为止支持发育的“卵黄囊”还有1个月就会变小。

这一时期，产检时已经可以通过超声波看到越来越成形的宝宝的影像。宝宝再长大就不能被超声波完全纳入影像了，所以此时宝宝虽小，但全身的影像是非常珍贵的。若有可能，请一定要和丈夫一起看。“器官形成期”这一重要时期即将终结。

写你所想备忘录

安心贴士⑨

忌食生鱼和生肉

孕妇抵抗力下降身体容易感染细菌和病毒。鱼肉一定要烧熟后食用。在未做熟的寿司、熏三文鱼里可能含有会导致流产、早产、死产的弓形虫，所以孕妇最好忌食。肉也要烧熟后再吃。

此外，金枪鱼、鲷鱼、剑鱼等可能含有甲基汞，不要多吃。孕妇每周至多吃1次。

虽然我的肚子鼓了起来，但可不是“三高”哦。

3 个月

11 周

第 63 ～ 69 天

宝宝开始在子宫中自由运动。口、鼻中开始形成通道。

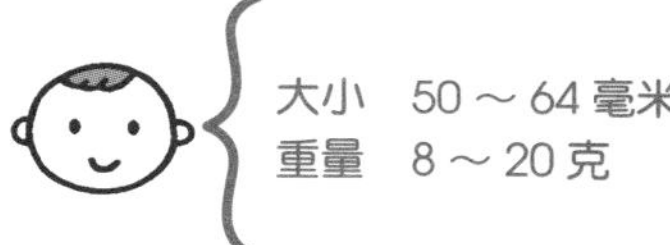

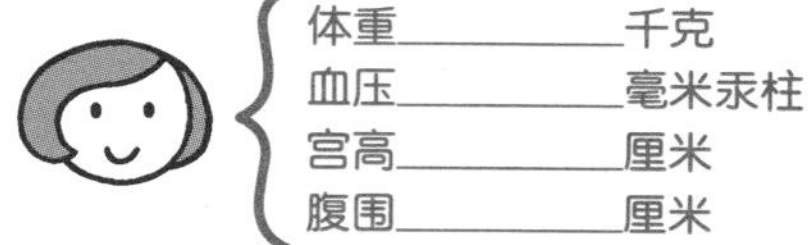

11 周 0 天
第 63 天
距预产期
还有 203 天

上一周宝宝每天约长长 1.5 毫米，这周可长到 50 ～ 64 毫米。这周甲状腺、胰脏、胆囊也会完成发育。在胰脏，有降低血糖功能的胰岛素也开始产生。肾脏也完成发育，在这 1 ～ 2 周宝宝会在羊水中排尿。

妊娠反应如何？在妊娠反应期间，也有人会觉得刷牙很痛苦而减少刷牙次数，这样会得蛀牙，所以一定要更加注意口腔清洁。如果不能用牙膏，空刷也无妨。漱口也有效果。如果有蛀牙可以在妊娠反应平复后及早治疗。

11 周 1 天
第 64 天
距预产期
还有 202 天

虽然宝宝还小，但已经可以通过超声波清晰地看到宝宝的影像。宝宝神经反射形成，可以观察到宝宝碰到什么就瞬间做出反应的原始反射。宝宝出世后，如果被碰触嘴巴周围，就会向被碰触的方向偏也是同一原始反射。

孕期妈妈身体易受感染。而且，血液中的白细胞在孕期是不断增加的，更容易错过发现感染病的机会。是否已经完成了风疹等感染病症的筛查？风疹和麻疹流行、冬天流感盛行，要搜集这一方面的信息并做好早期预防工作。

11 周 2 天
第 65 天
距预产期
还有 201 天

下巴发育很快。口腔内侧的骨骼也会在本周内发育完成，口腔、鼻腔即将要分开。完成此发育过程后，就可以一边用鼻子呼吸一边吃或者喝东西了。大脑已经基本达到出生时的构造。在乳牙雏形出现的地方，开始产生恒牙的雏形。

因为宝宝口腔内侧骨骼发育完成，宝宝就可以闭合嘴巴了。如果通过超声波观察到宝宝张嘴的话，看上去就像宝宝在微笑，手也是呈拳头状，所以观看影像时会十分有趣。宝宝皮肤感觉发达，振动感和温度感开始形成。

11 周 3 天
第 66 天
距预产期
还有 200 天

骨骼一点点长长，这周就可以测定“股骨长”（FL：大腿的骨骼长度）和双顶径（BPD：从头部正上方开始的断面的长度）。现在宝宝的股骨长是 6 ～ 8 毫米，双顶径是 20 毫米。此后每次定期检查都会检测，用来观察宝宝发育的情况。

得知怀孕时，可从最后一次月经开始推算预产期，也可以通过 8 ～ 11 周的头臀长、股骨长等宝宝的发育指标来修正预产期。如果经期规律就不会有很大的误差，如果不规律或者排卵推迟的话，就可以通过参考股骨长等修正预产期。

11周4天
第67天

距预产期
还有199天

手脚出现指（趾）甲，毛发的雏形开始出现。完全弯曲的颈部开始一点点抬起。从肚脐处伸出的肠子开始一点点缩回，1周后将完全被纳入体内。在肠内起搬运食物作用的肠蠕动也开始进行，消化系统已严阵以待。

孕期会向子宫、胎盘输送大量血液，所以站起来时容易产生眩晕，这虽然和因为血液稀薄导致的贫血不同，但还是要尽可能地缓慢起身，如果觉得异常时请保持蹲姿稍作观察。突然站起来可能会失去平衡，碰到头或肚子。因此，孕期要十分注意站起时的眩晕。

11周5天
第68天

距预产期
还有198天

宝宝排尿羊水量就会增加。可以在羊水中排尿吗？你可能会有这个疑虑，其实排泄物会迅速通过胎盘转移，90分钟转换50%，3小时所有的羊水就会完成一次替换，从而保持清洁。羊水不仅用来吞咽，还会通过气管进入肺部，帮助宝宝练习呼吸。

这一时期，羊水量增加，血容量也会增加，所以补水很重要。因为激素的影响子宫变大会压迫到膀胱，也有人会尿频，但不能因此就不摄取水分，否则会引起脱水或者贫血。为了让身体里的水分顺利循环，要多喝水。

11周6天
第69天

距预产期
还有197天

今天就是第3个月的最后一天。身体长大一圈。随着口腔中的骨骼、颧骨的发育完成，宝宝的脸逐渐成形。也开始了食物消化的练习。运动手脚时偶尔还会打个嗝。仅有60毫米的宝宝已经完全是个小大人了。

今天就是第3个月的最后一天。从得知怀孕的消息开始到现在过得怎么样？妈妈身体里分泌着大量的激素，相信也有人会因为妊娠反应而感到不安。但现在身心都已经开始慢慢适应怀孕这一状态了吧。妊娠反应就要结束，再做稍许的忍耐吧。

写你所想备忘录

安心贴士⑩

孕期性生活如何处理

孕期的性生活需求让夫妻双方即使在意，却难以启齿。如果孕妇没有性趣的话，就直白地告诉丈夫“身体不是很舒服，没有这样的心情”“担心流产”等，以免双方产生误解。

孕期可能会感染上非孕期时不会感染的病原体，所以如果有性生活请使用避孕套。如果有出血或感觉到肚子胀气，千万不要勉强，立即停止性生活，咨询医生。理解对方的心情，互相安慰和理解对方才是最重要的。

宝宝的悄悄话：内脏基本发育完成了哦。

孕妇饮食保持营养均衡的方法

建议饮食以 1 天为单位，要养成“种类优于量”的意识

要记住“基本组合”

主食

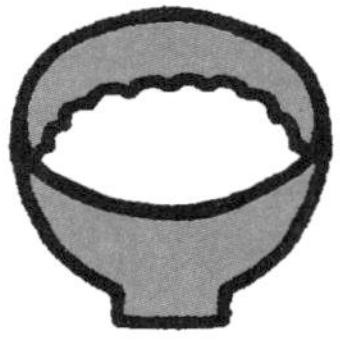

米饭、面包、意大利面、乌冬面、荞麦面等，要营养均衡

+

主菜

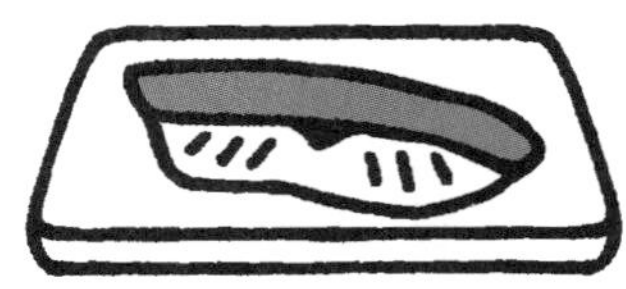

鱼、肉类等，不要偏食

+

副菜

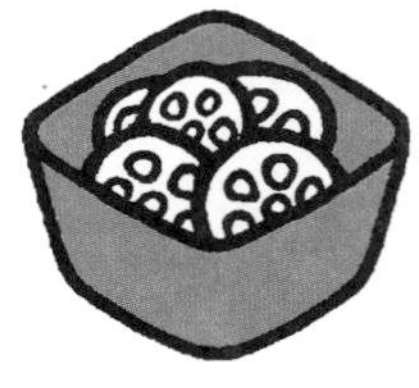

多吃根类菜和黄绿色蔬菜

积极摄入鱼、肉类

在外就餐很难保证菜的数量时，最好可以有主食＋主菜＋副菜。主菜推荐鱼。青花鱼（鲐鱼、青占鱼）、沙丁鱼等富含对脑神经发育有益的 EPA 和 DHA。从饮食中摄取是很有效的，所以请积极选食。

※ 如果是单品菜单的话，可以加一个副菜

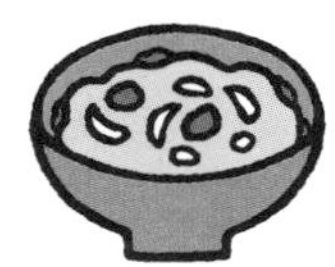

在外就餐有很多盖浇饭、意大利面、咖喱等单品

+

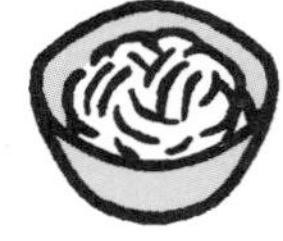

可以加一道青菜沙拉、炖菜等蔬菜类副菜

要确认一餐中是否含有“五大营养素”

碳水化合物
谷类、薯类、砂糖等。对宝宝全身发育有益，要多多摄取。

蛋白质
肉、鱼、大豆、大豆制品等。是宝宝各器官、组织、细胞形成的重要营养素。

维生素
蔬菜、水果等。有修复细胞的作用。B 族维生素中有叶酸。

无机盐
海藻、蔬菜、水果等。其中的钙是骨骼发育的重要营养素。还有铁元素，可以预防贫血。

脂质
植物油、黄油等。鱼类中包含脂质的 DHA 对脑神经发育有益。

每种营养素都有其重要的作用

5 种营养素除了可以影响妈妈身体的各种功能，还对肚子里宝宝的发育有影响。身体各器官、肌肉需要蛋白质，神经发育需要叶酸、DHA 等，骨骼和牙齿的发育需要钙等。妈妈的营养状况影响着宝宝身体的发育。如果菜单里含有所需的各类营养素就再好不过了。

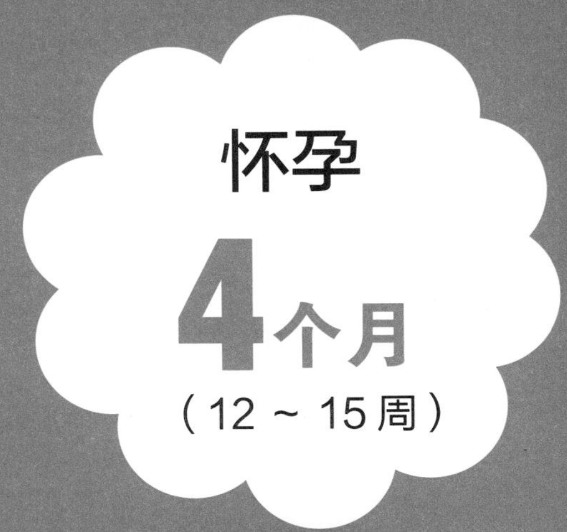

这一时期的情况

宝宝

- 脏器、手脚等主要组织器官已形成，开始有动作。
- 吞吐羊水，开始练习呼吸。
- 下巴骨骼变硬，脸颊上开始长肉。
- 眼睛也开始向脸部中央移动，脸越来越有人脸的样子。
- 胎盘形成。宝宝和妈妈通过脐带紧密相连。

妈妈

- 怀孕 15 周后胎盘形成。流产的危险性也陡然下降。
- 子宫变大压迫膀胱，可能会尿频或者漏尿。
- 妊娠反应结束的时间因人而异。不要着急，根据适合自己的方法摄取营养。
- 肚子开始一点点变大。请穿不会束缚身体的内裤。

给爸爸的留言

丈夫如果抽烟，妻子的健康会受影响而变差，宝宝的营养吸收也会不到位。抽烟的丈夫在妻子身边时请控制一下。也有人以妻子怀孕为契机，开始积极戒烟的。为了宝宝的出生，也为了自己的身体健康，请一定尝试戒烟。

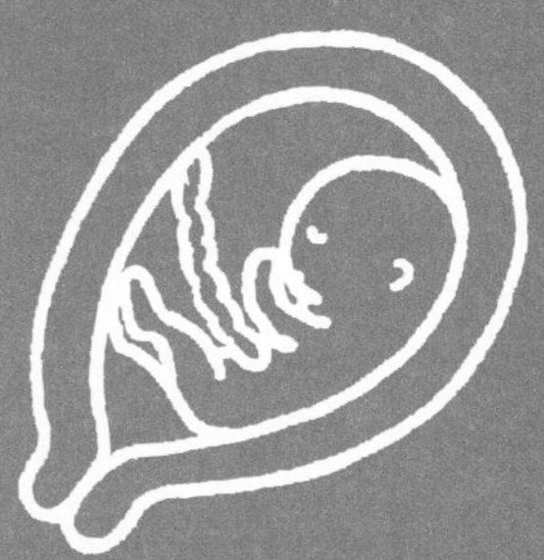

4个月
12周
第70～76天

宝宝的声带发育完成。小指甲出现，体毛也开始生长出来。

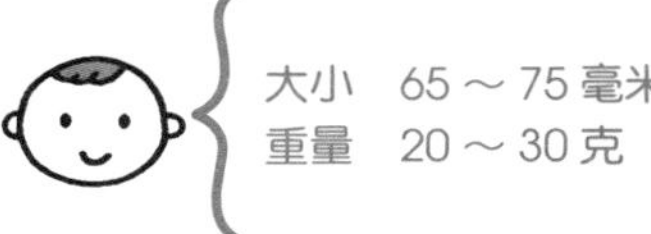
大小　65～75毫米
重量　20～30克

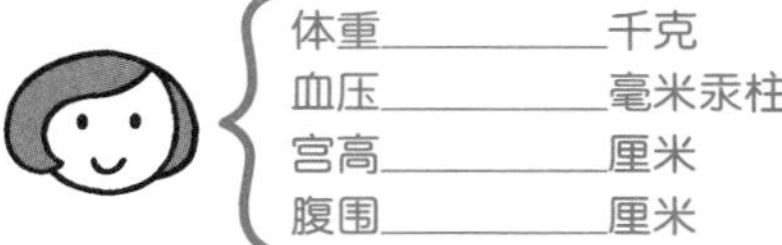
体重________千克
血压________毫米汞柱
宫高________厘米
腹围________厘米

12周0天
第70天
距预产期
还有196天

身体各器官向着最终状态发育。虽然宝宝现在还不能吃东西，但是组成消化道的各器官为了可以吸收丰富的营养而发育着。为了消化，胰液和胆汁也同时开始分泌。现在，制造血液的主要器官是肝脏和脾脏。很快，骨骼内的骨髓也要开始造血了。

开始变小的卵黄囊，这两周持续变小，将完成它的使命，产后会和胎盘一起排出体外，但很难清晰辨认。汲取营养、制造血液、制造生殖细胞、在重要时期支持宝宝成长的卵黄囊，就要在体内悄悄地结束其使命了。

12周1天
第71天
距预产期
还有195天

在肚脐外的肠子全部收进肚子里了。下周开始，大、小肠就会被配置到正确位置。为了使小肠内壁可以吸收更多的营养，肠内产生很多皱襞，扩大肠的表面积。出生时，小肠就有1.5～2米！这个长度相当于身长的3～5倍。

这周开始，有的妈妈妊娠反应会减轻直到停止，但有人仍然要面对妊娠反应。大部分妈妈都会在胎盘发育完成的5个半月时解放。不要焦虑，按照自己的步调来。如果胃肠状况不是很好，心情容易起伏。如果天气好，可以和丈夫在休息日多聊聊天、散散心。

12周2天
第72天
距预产期
还有194天

最初长在脸下方的耳朵，随着下巴发育开始往上移动。在舌头上感知味道的味蕾开始出现。牙床中生长出20颗乳牙的雏形。声带在喉咙深处发育。宝宝正在为出生时的健康啼哭做着准备。

在宝宝骨骼变硬的这一时期，钙的摄取尤为重要。特别是维生素D，它是小肠吸收钙时的强有力助手。因为妊娠反应不能随心所欲进食时，可以吃一些富含维生素D和钙的小沙丁鱼干等，也可以拌饭吃。

12周3天
第73天
距预产期
还有193天

宝宝的下巴发育得很好，从现在开始进行吞咽羊水的练习。这之后，胰脏、胆囊开始分泌消化液，胰脏开始分泌调整血糖含量的激素“胰岛素”。各内脏正在为功能的正常运作进行准备。

这时期的产检，可以通过超声波看到宝宝运动的影像。小宝宝动起来的样子很可爱，一定要和丈夫一起去检查。如果他饶有兴趣地看着宝宝的话，那么他就成功跨出作为父亲的第一步。可以让丈夫切实体会到家庭成员的增加，妻子也会觉得很开心的。

12 周 4 天
第 74 天

距预产期
还有 192 天

从上周开始出现的指甲继续生长。全身皮肤发育完成，眉毛、睫毛等毛发也开始长出来。虽然在脑中占很大空间的“大脑半球”已经发育起来，但表面上的褶皱还没有出现。羊水量为 50 毫升左右。15 周结束时会增加到 150 ～ 170 毫升。

胎盘已经接近发育完成。像西柚大小的子宫里孕育的胎盘，2 ～ 3 周后会有 30 克左右。胎盘最终要达到 500 ～ 600 克。子宫中承担不同作用的重要组织结构开始出现。

12 周 5 天
第 75 天

距预产期
还有 191 天

这一时期开始，宝宝不仅吞咽羊水，也把羊水吸进肺部进行呼吸练习。明明没人教导，宝宝却知道按部就班地练习，真的很厉害！宝宝通过妈妈的胎盘进行吸入氧气呼出二氧化碳的“呼吸”，所以宝宝在妈妈的肚子里也不会因为缺氧而痛苦。

孕期白带会增加。这是为了保护阴道健康而分泌的。但因为孕期容易感染，所以要注意清洁。如果阴部出现瘙痒、有异味，白带色白呈豆腐渣状、量多、成块等，有可能是念珠菌感染，请前去医院就诊。

12 周 6 天
第 76 天

距预产期
还有 190 天

连接胎盘和宝宝的脐带开始变长。脐带是宝宝的生命线，由 2 根脐动脉和 1 根脐静脉呈螺旋状交缠在一起。通过静脉从妈妈那里汲取营养和氧气，通过动脉把排泄物送还妈妈身体里。因为是螺旋状，所以可以保持强韧度。

相信怀孕后妈妈已经进行了多次产检，从现在开始原则上每 4 周要去做一次产检。可以得知宝宝顺利成长，胎盘位置很正。这时，流产的危险性下降，进入一个短暂的安定期。但如果有腹痛或者出血等让人担忧的情况，一定要早日前往医院就诊。

写你所想备忘录

安心贴士 ⑪

孕妇谨防牙周病

孕期中，口腔环境呈酸性，容易得蛀牙或者牙周病。如果妈妈有牙周病，绒毛和羊膜可能会有炎症，还可能导致子宫收缩、早产，甚至还可能提高低体重宝宝诞生的概率。如果有牙龈出血或肿胀，可以及早前往医院诊治。

日常的口腔护理也很重要。如果因为妊娠反应刷牙很痛苦的话，可以采取一些对策，比如：换成小头牙刷、不使用牙膏空刷、勤漱口等。

4个月

13 周

第 77 ～ 83 天

脸颊上开始长肉，宝宝的小脸蛋会变肥嘟嘟的

大小 75 ～ 87 毫米
重量 30 ～ 45 克

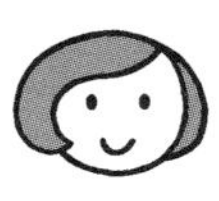

体重________千克
血压________毫米汞柱
宫高________厘米
腹围________厘米

13 周 0 天
第 77 天
距预产期
还有 189 天

从上周开始，肺、肠胃、肝等内脏开始一点点运作起来。颅骨、脊椎、手脚的骨骼变硬，骨骼发育继续进行。特别是口腔内复杂的构造也随着骨骼的发育而趋近完成。下巴的骨骼变硬了。这周宝宝使用趋近发育完成的嘴巴继续进行呼吸练习。

相信还有人妊娠反应比较剧烈。妊娠反应多出现于第一次当妈妈的孕妇，有 50%～80%的孕妇会有这一体验。原因尚不明，但可能是初期分泌的 hCG（人绒毛膜促性腺激素）的影响或者精神压力。每个人最终都会摆脱妊娠反应，所以请再忍耐一下。

13 周 1 天
第 78 天
距预产期
还有 188 天

生殖器官在发育过程中，尿道已经形成，宝宝已经开始排尿。生殖器官就算还没有最终成形，也已经开始一点点发挥作用了。至少要到第 15 周才可以通过超声波判断宝宝的性别。

如果已经适应了怀孕生活，并且妊娠反应得到缓解，那就再好不过了。从现在开始需要控制体重，曾经妊娠反应很剧烈的孕妇，可以稍做休息去享受一下饮食的乐趣。要明确饮食上需要注意的事项，可以时常提醒自己。

13 周 2 天
第 79 天
距预产期
还有 187 天

上周为止还在肚脐外面的肠子已收进肚子，小肠一点点折叠着移到了肚子中央。大肠位于小肠的周围。肛门已在第 8 周出现。为了进行消化吸收的练习，通过胃和大肠的羊水会转化成胎便，滞留在大肠，在宝宝娩出时排出。

也许有妈妈想要运动。不能说剧烈运动对肚子没有冲击，它和流产的关系密切。骑车、开车都没有问题，但是因为孕期反应速度会变慢，所以要更加小心。孕期尽量选择步行，这也算是一定量的运动。

13 周 3 天
第 80 天
距预产期
还有 186 天

宝宝会进行嘴部活动的练习，比如：一张一合、喝羊水、偶尔打哈欠。在第 7 周唾液腺已开始发育，气管、声带（气管的一部分，用于发声的器官）、食管也逐渐发育完成。现在正是“吸入”“喝入”功能发育的时期。

有的妈妈只要一吃东西就会胃胀、胃部灼热、容易便秘。这是一种叫作黄体酮的激素使胃肠等消化器官肌肉变软、蠕动变迟钝的缘故。可以减少每次饮食的量或者增加进食的次数，多咀嚼、多吃易消化的食品，这样可以缓解症状。

13 周 4 天
第 81 天

距预产期
还有 185 天

宝宝神经反射功能开始发育，经常会活动手脚。也许可以通过超声波看到宝宝的手摆成“布”或者拳头的形状。随着气管和声带的发育，脖子的部分也可以被观察到。手臂长长，身体和手臂的比例将达到宝宝出生时的比例。腿部在之后也会生长。

有人会因为体检时血压变低而担忧。这其实也是受黄体酮这一激素的影响。这种激素会让“平滑肌”变软，所以胃肠状况会变差，血管变软后血压就会下降。这只是一时的情况，不用担心。

13 周 5 天
第 82 天

距预产期
还有 184 天

还记得一个叫作脾脏的器官吗？在第 7 周就出现的这一脏器，在骨髓开始造血前，和肝脏一起制造红细胞。脾脏有破坏老旧的红细胞、储存血液、处理血液中异物和细菌的功能。这三个功能从今天开始运作。

要说产检最有意思的地方，那就是通过超声波看宝宝的影像了。虽然是黑白的，也有很难看懂的地方，但仔细观察的话，有时可以看到眼睛、鼻子、嘴巴，有时可以看到宝宝活动小手的样子，有时甚至还可以清楚看到宝宝的骨骼和大脑。20 周前通过超声波都可以看到全身像，可以把图片留下来，作为产后的一个纪念。

13 周 6 天
第 83 天

距预产期
还有 183 天

宝宝的头臀长近 90 毫米，像一只小仓鼠的大小。宝宝在子宫内自由运动，有时候也会颠倒过来。但是，在这个时期宝宝很快又会颠倒回来，不用担心分娩时会胎位不正。肌肉也可以顺畅伸缩，宝宝有时会把脐带当成玩具不时地碰触。到今天，孕期已经过去了 1/3。

孕期需要有意识摄入的一种元素就是“锌”。锌可以帮助宝宝肌肉和骨骼生长，有提高宝宝免疫力的作用。如果锌不足，会引起味觉障碍和发育不全。如果总是吃快餐食品或者方便食品，锌摄入量就会降低，所以要注意饮食。

写你所想备忘录

安心贴士⑫

注意保暖身体

现在有越来越多的人在夏天使用空调，一年中手脚冰冷的女性开始增加。如果手脚冰凉，不仅仅是身体，往子宫内运送的血液也容易出现滞后。要注意保持头寒足热，做好身体保暖，促进血液循环。

血液在肢体末端，尤其是下半身容易循环不畅。为了放松大腿根部，可以盘腿或者分开双腿。可以把暖炉放在身体感觉寒冷的地方，穿袜套或者用热水泡脚也是很好的选择。

4个月

14 周

第 84 ～ 90 天

脖子出现。头部开始生长毳毛和头发。

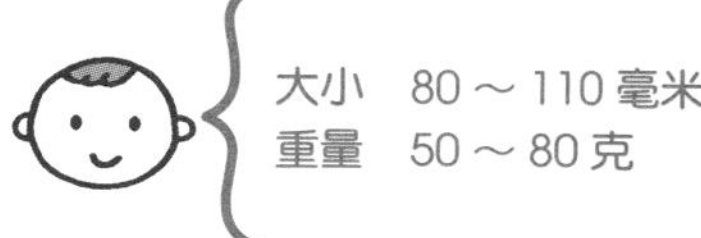

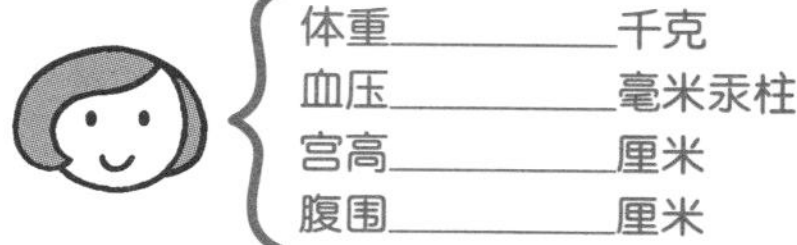

14 周 0 天
第 84 天
距预产期
还有 182 天

宝宝的头臀长这周要达到 80 ～ 110 毫米。一直慢慢移动的眼睛和耳朵也基本到达正确的位置，越来越像人类的脸。脖子发育，头部和身体开始保持平衡。通过超声波观察的话，也许就会发现宝宝已经产生了个性化的动作和表情。

这时期如果可以通过超声波看到宝宝的成长，一定会很喜悦吧。在妈妈和宝宝面对面时，医生会测量宝宝的头部大小（双顶径）和腿骨长（股骨长），检查羊水量和胎盘的位置是否正确以及宝宝的发育状况。

14 周 1 天
第 85 天
距预产期
还有 181 天

慢慢地手脚运动得更灵活了。虽然这么说，但是手张开后也仅仅是 5 ～ 7 毫米长。宝宝会时而握紧时而张开手指，有时还会把手指含到嘴里，真是让人意外。含手指是宝宝未来喝奶动作的练习。宝宝含在嘴里的手指是多么小啊！

子宫慢慢长成幼儿头部大小。在测量子宫大小时，往往以耻骨附近作为子宫的最上方，胃附近最高的地方就是“子宫底”。这一时期宫高为 10 厘米左右。到分娩前的 39 周这一数字将要超过 30 厘米。

14 周 2 天
第 86 天
距预产期
还有 180 天

手部运动变得积极的同时，腿部也开始运动起来。时而相互交叉，时而踢腿，宝宝正在充分享受着在羊水中的运动。股骨长度也达到 13 ～ 15 毫米，一点点开始长长。经常胎动就是宝宝肌肉神经发育的表现。妈妈们应该想要更早地感受到胎动。

马上胎盘就要发育完成。千万不要勉强自己，特别是从事需要站立的工作或者拿重物的工作，可以和公司、同事说明一下情况请他们多多体谅。如果肚子受到冲击，输送到胎盘的血液就会减少。虽说如今的流产风险下降了，但也请一定要注意自我保护。

14 周 3 天
第 87 天
距预产期
还有 179 天

控制人体所有运动的是被称为“神经元”的脑细胞。神经元从 5 周左右出现，8 ～ 15 周细胞之间会开始相连。细胞相连后就可以把指令从大脑传递到身体，所以这一时期尤为重要。

如果同时摄入蛋白质和维生素 D 就可以提高铁的吸收率。干虾、海苔、芝麻里都富含铁，也推荐平时多吃一些维生素 C 含量充足的水果。而茶、咖啡里含有妨碍铁吸收的甘宁酸，所以还是推荐大麦茶。

14周4天
第88天

距预产期
还有178天

宝宝开始慢慢长出头发。出生时头发的多少因人而异，有的新生儿头发很多，有的则要以后慢慢长出来。体毛从上周开始生长，20周左右看上去就很浓密了。这有利于保护“胎脂”，“胎脂”在胎内起到保护皮肤的作用。

随着怀孕进程的推进而增加的血液，除了给宝宝输送氧气和营养，还在为应付分娩时胎盘脱落后的出血做准备。除了量的增加，血液变得黏稠也是为了应付那个时候的出血做准备。为了半年后的分娩，妈妈身体正如火如荼地准备着。

14周5天
第89天

距预产期
还有177天

在这一时期，可以从超声波看到什么样的宝宝影像呢？也有妈妈会因为宝宝各种各样的表情大吃一惊。比如，时而对着一边比个“布”、朝着你微笑、舒展手脚等。应该可以看出眼角是像爸爸还是像妈妈。

肚子越变越大，下半身的负担也会增加，脚容易水肿。此后，宝宝会进一步成长，体重也会增加，在手脚变肿之前要采取一些消肿措施。疲惫的话就把脚抬起来，或者穿压力袜或者温热身体，都会有不错的效果。

14周6天
第90天

距预产期
还有176天

宝宝可以活动脖子了。现在，宝宝在越来越大的子宫里，时而活动手脚时而练习呼吸，身体各器官进行着试运营。外生殖器发育，男宝宝出现前列腺。这周宝宝会经常活动身体。脸部肌肉也开始慢慢出现。

有很多妈妈会因为腰痛大伤脑筋。随着肚子变大，妈妈身体的重心前移。腰部或者背部肌肉负担增加。也会因为激素的影响，关节变松弛，感觉到骨盆和耻骨的不适。最好把背挺直，通过盘腿放松关节，预防腰痛。难以忍受时，请前往医院就诊。

写你所想备忘录

安心贴士⑬

预防妊娠纹要及早

妊娠纹是肚子变大时，在皮肤表面出现的细纹。皮肤由表皮、真皮、皮下组织三个部分组成。肚子变大时，表皮会容易跟着拉伸，但是真皮和皮下组织不会拉伸，就产生了龟裂。这龟裂就会成为妊娠纹。一旦产生妊娠纹，大部分会留下一条白色的线纹。所以推荐在肚子变大之前进行预防性按摩。

也可以使用预防妊娠纹专用的霜或者精油，在入浴后温柔地打圈按摩。

头上长出了毛发！

宝宝的悄悄话

4个月

15周

第91～97天

胎盘就要发育完成。小小的手指上出现指纹。

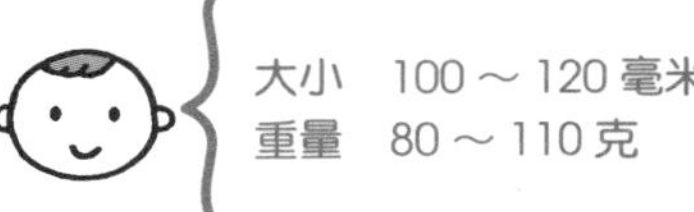

大小 100～120毫米
重量 80～110克

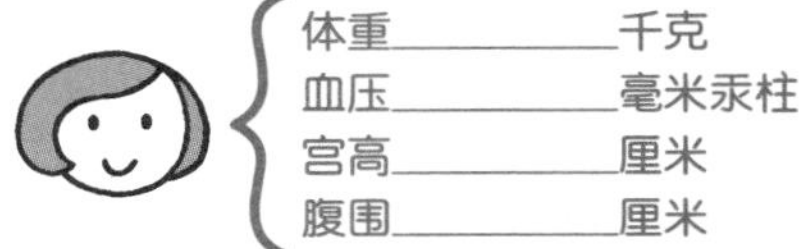

体重______千克
血压______毫米汞柱
宫高______厘米
腹围______厘米

15周0天
第91天
距预产期
还有175天

宝宝的头臀长达到100～120毫米，重量超过100克。和4月初相比，头臀长增加了1倍，体重增加了2～3倍。骨骼、肌肉较上周继续成长，皮肤变厚开始有了保护作用。主要器官结构发育完成，之后这些器官要慢慢发育到可以运作。

子宫倾斜到膀胱的方向。子宫慢慢开始直立起来，需要勤如厕的情况可能得到缓解。持续高温期的妈妈，下周开始也要恢复到正常体温。体温高是感冒的表现之一，孕期要综合考虑发热以外的症状（咳嗽、头疼、疲乏等），调整身体状况。

15周1天
第92天
距预产期
还有174天

颅骨和脊柱坚实成长的同时，肌肉也出现，脖子也变得结实起来。因为宝宝会动头，所以有时头臀长会产生误差。宝宝的身体大小也不仅仅是头臀长，今后还要把头的大小（双顶径）和腿骨的长度（股骨长）等各种数值综合参考和评价。

重新审视饮食的标准在于“营养是否均衡”。应该摄取的营养素就是“碳水化合物”“蛋白质”“脂肪”“无机盐”，这不仅是为了宝宝，也是为了帮妈妈增强体力待产。如果可以记录下饮食种类，就可以看出营养是否均衡。

15周2天
第93天
距预产期
还有173天

手脚指（趾）甲继续发育，趋近完成。追溯生物的进化史，指（趾）甲和体毛、牙齿等相同，据说都是从鱼鳞进化而来的。指（趾）甲是保护指尖的，拿东西时会给指尖加力，也能让走路更顺畅。指纹也要出现了。

仰躺时轻抚下腹，也许可以感觉到子宫所在。从前的衣服是不是开始不合适了？不要勉强穿很紧的衣服，要开始准备一些宽松的衣服。内衣要选择棉质等透气性好的，可以调整尺寸的孕妇胸罩会比较方便。

15周3天
第94天
距预产期
还有172天

身体各器官趋近完成，但是大脑半球会一边增加表面积一边继续发育。宝宝长出眉毛，脸部肌肉发育，可能会展示微笑或是生气的表情。在闭合的眼睑下，眼球开始慢慢活动。全身皮肤很薄有些许透明。

身体疲惫脚就会水肿的妈妈，仍要适量喝水。要注意盐分的适当限制，也可以食用蔬菜、水果、豆类等，它们含有钙，补钙也可以防止水肿。饮用硬水也可以摄入钙等无机盐。如果不合口味的话，冷藏后少量饮风味更佳。

15周4天
第95天

距预产期
还有171天

细软的胎毛开始长出来。为了宝宝可以在子宫内更容易活动，宝宝全身会包裹“胎脂”，它可以在羊水中保护敏感的肌肤。各个器官虽然还没有成熟，但都处在正确的位置上发育着各自的功能。外生殖器的男女差异也开始明显。

不少妈妈可能还有妊娠反应。就算相关书籍里说“这一时期就该缓解停止”，也不要太焦急。症状开始和结束时间都是因人而异的。有人突然就解放，有人会慢慢缓解。只要跟着自己的节奏走就可以了。

15周5天
第96天

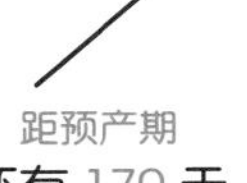

距预产期
还有170天

比起成人的血液，宝宝的血液更容易携带氧气。就算是通过胎盘，也可以运送大量的氧气。所以就算不呼吸不进食，宝宝也可以汲取充足的营养和氧气。产后，宝宝的血液就会自动转换成和成人同一性质的血液，真是奇妙！

因为激素的影响，造血增多，黏膜变敏感。有时更容易流鼻血。流鼻血时，比起在脖后轻敲，不如捏住鼻子让其冷却。血管收缩，血液就可以更早止住。仰起脖子，血液倒流可能会让人恶心，所以还是直视前方按住鼻子就好。

15周6天
第97天

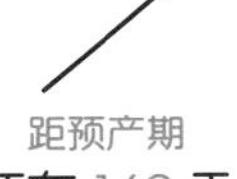

距预产期
还有169天

脖子变得挺立，姿势变好。不仅仅是手脚，手指也可以开始慢慢活动。上周开始长出来的头发的颜色由基因决定。如果宝宝带有黑发基因，那么宝宝的眉毛、头发都会是黑色的。基因就是宝宝的“设计蓝图”。

下周就要进入安定期。即使还有妊娠反应，也很快就要轻松了。进入安定期后，也可以出门换换心情。如果妈妈打算进行锻炼和游泳的话，一定要充分休息后在能力范围内进行。

写你所想备忘录

安心贴士⑭

提前选购孕妇装

就算你觉得才刚刚怀孕，但事实上在孕期身体每天都在变化着。可以提前准备孕妇专用的内衣裤，不要过度束缚慢慢变大的乳房和腰身，请悠闲地度过吧。

也有人会觉得专门为怀孕去购买内衣裤很浪费，但是很多产品产后也可以使用。比如方便哺乳的无钢圈胸罩等，种类多样。可以结合舒适度和自身的喜好做出选择。

手指也可以活动一点点了！
宝宝的悄悄话

产前诊断知识大放送

产前诊断让大家很关心。那么到底有哪些检查，又能查出什么病或者身体上的缺陷呢？让我们先来看一看下面的介绍。

高龄产妇都会接受这样的检查吗

产前诊断是指检查肚中宝宝有没有染色体异常或者先天性疾病的诊查。染色体异常的概率和妈妈的年龄成正比，所以必须要做这样的检查。宝宝有先天性疾病的概率是 3% ~ 5%。其中，染色体异常大约占其中的 1/4。既有检查出疾病后可以进行治疗的情况，也有是否继续怀孕的烦恼情况。此外，不是所有的缺陷或者疾病都可以通过检查获知。夫妻好好商量后再得出是否做产前诊断的决定吧。

宝宝的先天异常

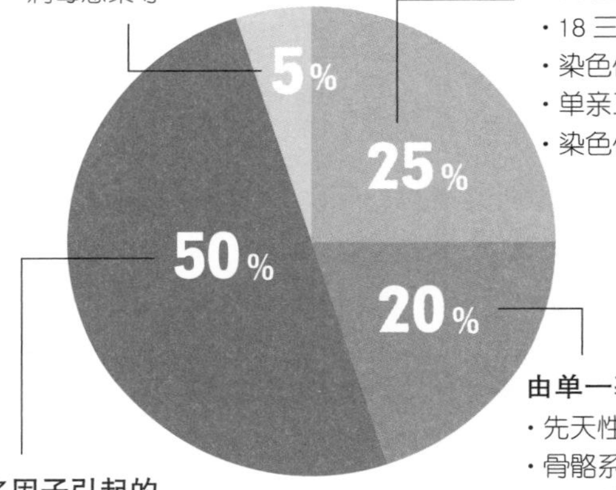

图表：《汤普森医学遗传学》第7版

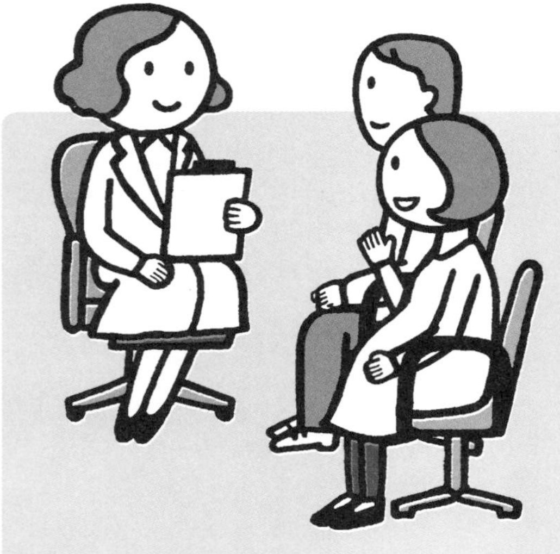

值得好好利用的遗传咨询

在做产前诊断时，建议先在医院做“遗传咨询”。这会成为是否接受产前诊断和是否继续妊娠的参考。可以在能做遗传咨询的专科门诊进行咨询。

超声波检查

产检中的超声波检查可以检查宝宝的大小、形态以及羊水量等。虽然通过产检的超声波也可以发现心脏、消化器官等内脏疾病和唇腭裂等，但是检查先天异常的超声波诊断基本上都是要另外进行的。宝宝脑后如果有 3 毫米以上的肿胀（胎儿颈项透明层，是指胎儿颈后部皮下组织内液体积聚的厚度），那么出现染色体异常的可能性是与其厚度成正比的。

检查时期	怀孕 11 ~ 14 周
可以知道的结果	一部分内脏疾病 一部分外表的畸形 染色体异常的可能性

母体血清标记物

从孕妇血液中的蛋白质、激素浓度和孕妇的年龄等，可以判断宝宝染色体异常和神经管发育异常的概率。虽然这与母亲年龄成正比，但数值也有个体差别。夫妻可以商量好标准，比如结果到达哪一概率再进行检查等。

检查时期	怀孕 15 ~ 18 周
可以知道的结果	21 三体综合征（唐氏综合征） 18 三体综合征 神经管畸形等

孕早期巧妙摄取叶酸的方法

叶酸是宝宝健康成长离不开的营养素，要足量摄取。

在怀孕前摄取叶酸是最理想的，在器官形成期更不可或缺

叶酸是 B 族维生素的一种，属水溶性维生素。就像菠菜，但凡有“叶”的蔬菜都富含叶酸。它的主要功能是结合维生素 B_{12} 一起造血。怀孕初期每天摄取 400 微克的叶酸，可以降低神经管闭合障碍发生的概率。因此，叶酸是孕前就需要摄取的营养素。也有人指出叶酸的缺失可导致流产、早产、妊娠高血压等。但如果摄取过量，又会引起荨麻疹、呼吸障碍等过敏症状，所以每天的摄入量不可以超过 1 000 微克。要严格遵守。

※ 微克是一百万分之一克。

不是“只吃这个”，重要的是会“组合搭配”

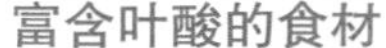

富含叶酸的食材

动物肝脏

牛肝
鸡肝
猪肝

大豆

大豆（干） 1/5 杯
纳豆 1 袋（50 克）
黄豆粉 1 大匀

青菜

芥菜 1 棵
茼蒿（春菊） 3 棵
菠菜 2 ~ 3 棵（60 克）
花椰菜 2 个
油菜花 2 棵

其他

烤海苔 5 片
草莓（中等大小） 10 个
西番莲汁 1 杯

每天摄取目标 400 微克

很多食材富含叶酸。所选食材，有的还同时富含铁、钙等可以相互促进吸收的营养素。不用限定于特定的食材，要组合起来均衡摄取。含有叶酸的食材如果做成汤，就可以减少营养成分的流失，值得推荐。

孕妇每天所需 400 微克叶酸的食物组合搭配实例

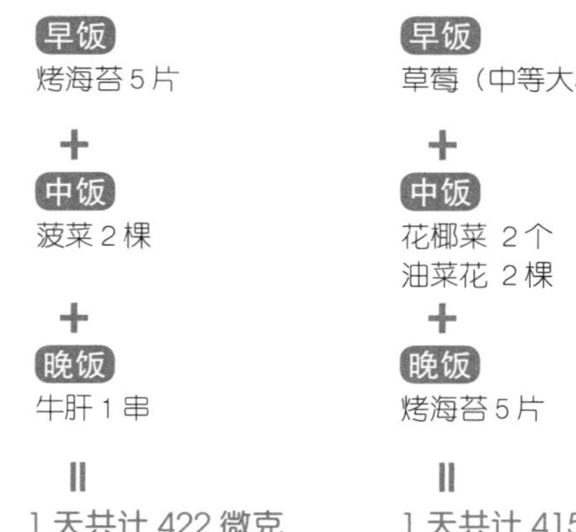

早饭
烤海苔 5 片
+
中饭
菠菜 2 棵
+
晚饭
牛肝 1 串
=
1 天共计 422 微克

早饭
草莓（中等大小） 10 个
+
中饭
花椰菜 2 个
油菜花 2 棵
+
晚饭
烤海苔 5 片
=
1 天共计 415 微克

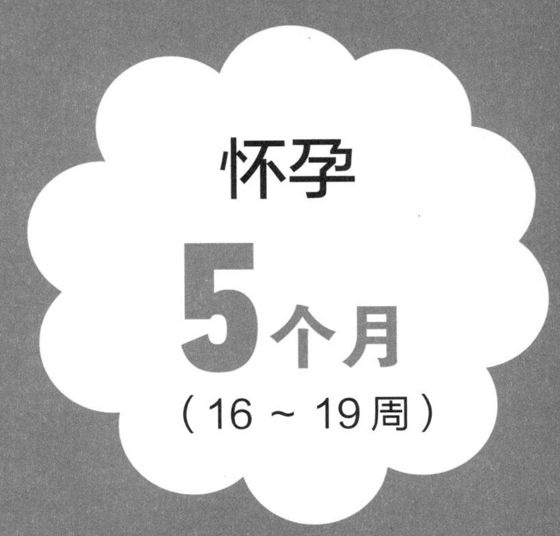

怀孕 5个月（16 ~ 19周）

这一时期的情况

宝宝

- 身体均衡成长，逐渐成形。
- 在羊水中伸展、踢腿，健康地活动身体。
- 肾脏、膀胱发育，可以看到宝宝喝羊水、排尿的样子。
- 女宝宝开始产生卵子，第 5 个月结束时子宫发育完成。

妈妈

- 进入孕中期，流产危险下降。如果身体状况良好，可以一点点开始运动。
- 妈妈最早可以在第 18 周感受到胎动。
- 开始长皮下脂肪，身体开始变胖。子宫有成人头部大小。
- 为了妊娠反应结束后体重不增加，要继续控制好热量摄入。

给爸爸的留言

很多夫妻会在孕后减少性生活。很多人都担心性生活会影响宝宝。但是，在进入安定期后，性生活是不会给胎儿造成影响的。但还是不要选一些勉强的体位。怀孕后免疫力下降，所以有可能会感染，进行性生活时一定要使用安全套。

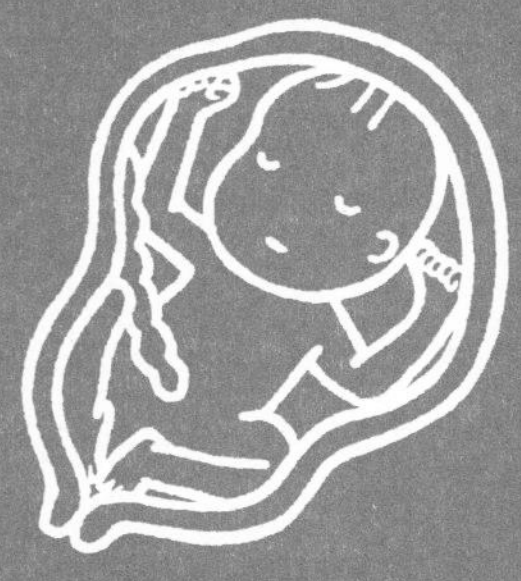

5个月

16周

第98～104天

脐带变粗。可以通过超声波判断宝宝性别。

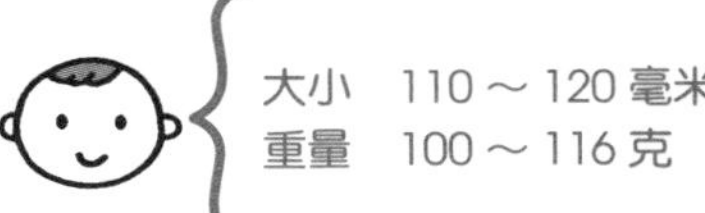

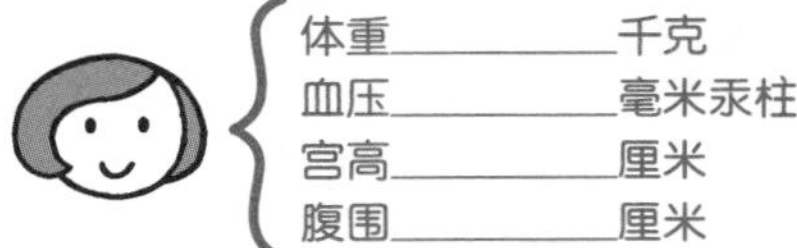

16周0天 第98天

距预产期 还有168天

宝宝的头臀长是110毫米左右。这1周还要长10毫米左右。身体变大的同时，脑、内脏功能也不断成熟起来。宝宝在子宫内活动手脚，提高感知功能。可以在超声波的图像上看到宝宝含手指或者是在羊水中摇晃着游泳的样子。

由于血容量和羊水量的增加、胎盘和胎儿的增大，以及胸部的变大，都会使妈妈的体重逐渐增加，增加了约2千克，妈妈的小腹已经隆起，孕味十足。

16周1天 第99天

距预产期 还有167天

如果宝宝活动来活动去，会让人担心脐带会缠到脖子上。脐带的表面光滑且有弹性。即使宝宝活动甚至抓着脐带玩耍，也是没有问题的。胎盘运送营养和氧气的功能正常运行。脐带此后会慢慢变粗。

随着胎盘发育完成，过去不是很稳定的身体状况也慢慢平复下来。身体状况如何？很想早点从妊娠反应中解脱出来吧。虽然第5个月是“安定期”，但怀孕对身体造成的影响则是一直持续的。如果有所勉强，也可能会被疲乏击倒，所以生活安排要以身体状况为优先考虑因素。

16周2天 第100天

距预产期 还有166天

上周出现的指纹继续形成。指纹是皮肤汗腺发育后的产物。每个人都有一个专属指纹，指纹线条的组合方式有天上繁星那么多。指纹沟和从中溢出的汗水，在我们拿东西时，起到防滑的作用。

体重标准的孕妇，在分娩前体重会增加10～12千克。如果过胖，可能会患上妊娠高血压综合征或者妊娠糖尿病，难产的概率会上升。相反如果过瘦的话，就可能分娩出低出生体重儿或者引起早产，甚至影响宝宝的健康成长。过瘦孕妇可以参考第60页适度增加体重。

16周3天 第101天

距预产期 还有165天

随着脑和脊髓的发育，宝宝的神经反射性运动也会增多。反射就是指鼻腔痒痒的时候就会打喷嚏，眼睛里有杂物的话就会流泪等身体在无意识时反应的功能。这一时期，宝宝通过吞咽羊水进行内脏的反射运动练习。在出生之前，宝宝将掌握70多种反射运动。

有的人会突然和妊娠反应说再见，突然间食欲增加，也有人会在缓解中减轻妊娠反应。妊娠反应的缓解和结束都因人而异。每一天的身体状况和心情都会有波动，以“马上就会结束”的轻松心情应对吧！妊娠反应终有结束的那天。

16周4天
第102天
距预产期
还有164天

胎盘和宝宝的大小基本相同。可以通过超声波看到宝宝喝羊水或者排尿的样子。如果运气好可以正好看到这个场面。基本上都会看到宝宝在睡觉。当白天妈妈在移动时，宝宝就像身处在一个摇篮里，想必非常舒适。

你应该很期待胎动吧。第1次怀孕的话，会在第19～20周感知到（第2胎或者有经验的产妇此时已经可以感觉到了。因为在上一次孕期已经体验过胎动，所以会更早地发现）。第1次怀孕的话，可能在最开始会误以为是肠子在动，之后你就会因为一跳一跳的感觉而反应过来。

16周5天
第103天
距预产期
还有163天

虽然受精时宝宝的性别就被决定了，但这个时候才可以通过超声波影像判断宝宝的性别。不过这也因人而异，有的妈妈想提早知道，有的妈妈想把这个惊喜留到最后。目前，国内禁止用B超鉴定性别，还是把惊喜留到宝宝出生时吧。

子宫已经有宝宝头部这么大了。妈妈可能因为胃部、肺部被压迫而感到心悸或喘不上气。疲惫的话请早点休息。妈妈的血容量比孕前增加了20%。推荐食用防止贫血的富含铁元素的菠菜、羊栖菜拌的沙拉。平日就要多留心富含铁元素的菜单。

16周6天
第104天
距预产期
还有162天

宝宝在子宫中自由活动，在活动中让五官的功能发育。神经和肌肉也在不断成长。骨骼也开始变硬。现在还是两头身，再过2～3周就要三头身了。头部大小会达到30～35毫米。

虽然已经进入安定期，但还是要把烟酒戒掉。如果在没办法的情况下喝了酒，以后也要多加小心。有调查显示，就算是很少的酒精，“有时也会对宝宝有影响”。如果不喝酒，就可以百分百杜绝酒精的危害。

写你所想备忘录

安心贴士⑮

选择产院的注意事项

选择产院的要点有：离家距离的远近，医疗设备状况，新生儿重症监护病房（NICU）的有无，积极分娩、无痛分娩等分娩方法，入院时是否母子同室，是单间还是大病房，母乳喂养的服务体系，等等。最晚，也希望可以在第20周决定好产院。有的产院，甚至在这一时期已经不接受预约了。

可以根据预期优先圈定一些产院待选。之后，可以电话咨询或者实地考察。

如果爸爸妈妈一直通过超声波影像盯着我，我会害羞的。 ——宝宝的悄悄话

5个月
17周
第105～111天

宝宝开始可以听到妈妈身体里的声音，指尖指纹形成。

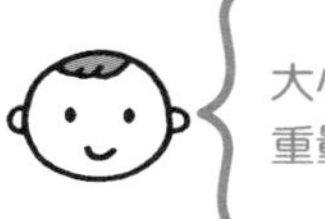

大小　120～135毫米
重量　120～150克

体重＿＿＿＿＿千克
血压＿＿＿＿＿毫米汞柱
宫高＿＿＿＿＿厘米
腹围＿＿＿＿＿厘米

17周0天
第105天
距预产期
还有161天

宝宝的头臀长达到120毫米。骨骼和肌肉继续发育，马上可以通过超声波影像看到骨骼了。上周，宝宝和子宫差不多重，这周宝宝就要超过子宫了。从头部到臀部的头臀长也在增长，这以后的2～3周宝宝的腿会长长。

如果感觉不到胎动，应该会担心宝宝是否健康吧。也许是因为宝宝还太小，羊水又起了一个缓冲作用，所以振动很难被感知到。如果没有出血或者腹痛，妈妈的身体状况也没有问题的话，就放轻松等待胎动即可。如果很在意的话，可以及早去医院检查宝宝的情况。

17周1天
第106天
距预产期
还有160天

在“生命之线”的脐带中，血液正高速循环着。现在，宝宝身体中的血液量为10毫升左右，通过脐带的血液量超过20毫升以上。而妈妈体内则有4 500毫升的血液在流动，正努力地给宝宝输送着血液。脐带真是厉害！

孕中期乳头有时会分泌出透明的液体，这是输乳管正在准备开通的证明。虽然是母乳，但和初乳还不一样。初乳在宝宝诞生后才会产生，泛黄且浓缩着免疫成分。现在还只是分泌母乳的练习阶段。要保持乳头清洁，如果干燥，要做好保湿。

17周2天
第107天
距预产期
还有159天

宝宝的皮肤开始产生汗腺，为出汗做好准备。在羊水中无法确认是否出汗，当然超声波也观察不到，但是实际上也许正在出汗。皮肤开始慢慢变厚，正在接近出生时的皮肤状态。也再不会隐隐看到内脏。

还有2～3周子宫就会有成人头部的大小。肚子变大后，就会有明显怀孕的感觉。之后，腹部和臀部可能会出现妊娠纹。妊娠纹就是肚子突然变大，皮肤纤维的伸张跟不上后产生断裂的状态。可以通过保湿和按摩预防（请参考第45页）。

17周3天
第108天
距预产期
还有158天

已经开始生长的头发、指甲继续慢慢成长。眉毛和睫毛也长出来了。肾脏、膀胱基本完成，终于开始排尿了。宝宝时而在妈妈肚子里活动手脚，时而吞咽羊水，时而排尿，时而睡觉，非常忙碌。

从现在开始到分娩，基本上1周增加200～300克，1个月增加1千克。米饭等碳水化合物可以增加体脂的储存，预防肥胖，所以建议每天要少食。孕中期比孕前每天多需250千卡，每天需要2 250千卡的热量。勤测体重便于管理体重。

17 周 4 天
第 109 天
距预产期
还有 157 天

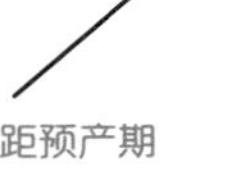

宝宝出生后经历的第一个压力就是“外面比羊水中还要寒冷”。因此，从现在开始就产生一种“褐色脂肪”的组织。这种褐色脂肪有发热的特性，因此宝宝出生后也不会因为寒冷而发抖。褐色脂肪出现在颈部、肩胛骨和大血管附近。

宝宝在子宫中制造褐色脂肪，其实成人也有褐色脂肪。人体内的脂肪有白色脂肪和褐色脂肪两种。褐色脂肪发热，白色脂肪储存能量。褐色脂肪的储存量在新生儿时期达到最高值，随着成长减少。成人是新生儿的 40% 左右。

17 周 5 天
第 110 天
距预产期
还有 156 天

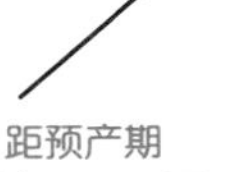

宝宝吞咽羊水进行消化练习，胎便开始慢慢滞留。在妈妈肚子里时，宝宝不会排便，出生时排便。这是一种让宝宝适应新生活模式的机制。从宝宝身体产生的排泄物，一般都是通过胎盘返回妈妈的身体，所以胎便也是微量的。

有没有决定好回娘家生孩子？回娘家分娩，产后可以让外婆帮忙，自己可以多休息。但如果娘家很远，路上让人担心，也会有新家庭生活模式开启变慢的趋势。如果身体恢复不错的话，可以在产后 1 个月回到自己家。

17 周 6 天
第 111 天
距预产期
还有 155 天

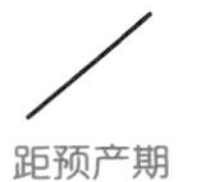

宝宝大脑继续发育。现在正在形成控制记忆的部分，还要 2 周左右完成。神经回路也慢慢产生，宝宝即将感受到外界对身体的刺激了。马上就要从可以“感觉到”声音向可以“听到声音”变化。

想到宝宝马上可以听到声音就让人觉得喜悦。经常有人说要“多和宝宝说话”，但平日间的夫妻交流就足够了。如果可以意识到和宝宝相连，就会在对话中有所体现。听到爸爸妈妈说话的声音，宝宝是很享受的。

写你所想备忘录

5 个月

18 周

第 112 ～ 118 天

女宝宝的卵巢里开始出现原始卵泡，男宝宝开始出现前列腺。

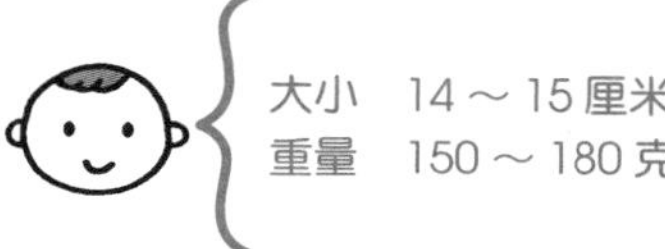

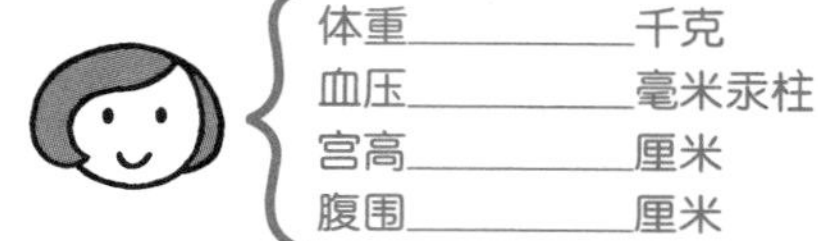

18 周 0 天 第 112 天 距预产期还有 154 天

这周宝宝的头臀长达到 14 ～ 15 厘米。头的大小（双顶径）是 30 ～ 40 毫米，大腿的长度（股骨长）为 25 ～ 27 毫米。宝宝在子宫中时而清醒时而睡觉，醒了就在羊水中自由活动身体。有时，还会把脚贴在子宫壁上。妈妈能感觉到吗?

宝宝是怎么听声音的？也许通过联想在泳池中听池外声音时的感觉，比较容易想象。在水中时，泡泡的声音很大，外面的声音听得不是很清楚。比起说话的内容，声音中所带的情绪会成为主要信号传递给宝宝。现在宝宝的声音世界就是在通过声音感受妈妈身体的状态。

18 周 1 天 第 113 天 距预产期还有 153 天

生殖器官继续发育。在女宝宝的卵巢中，正在制造未来会成为卵子的 700 万个原始卵泡。这是一生的总数，出生时有 200 万个，青春期会减少到 30 万～ 40 万个。从月经初潮到闭经，一共会排卵 400 ～ 500 个。一次月经周期，会有约 1 000 个原始卵泡自然消失。

身体状态好转的话，就可计划外出了。趁着安定期，可以和丈夫好好享受约会。乘车外出的话，系安全带要避开腹部。腰部安全带系在大腿根部，胸部安全带要穿过腋下。也推荐不会压迫腹部的孕妇用安全带。

18 周 2 天 第 114 天 距预产期还有 152 天

男宝宝生殖器官发育，前列腺也慢慢出现。睾丸从第 8 周起就一直在持续发育。现在睾丸位于腹中，为了能够在比体温低 3℃的状态下保护精子的健康，在第 21 周会下移到阴囊。女宝宝的卵巢不会向下移动，会停留在腹中。

随着肚子变大，腰部或者背部肌肉负担也随之增加。这是源于激素分泌导致关节变松弛、骨盆和耻骨不安定。很多人使用了孕妇轮椅和孕妇用的骨盆矫正带后变得轻松。也推荐浴后平躺让丈夫帮忙按摩背部和腰部。

18 周 3 天 第 115 天 距预产期还有 151 天

宝宝的耳、眼、口（舌）等感觉器官在第 10 周就成形了，但是从现在到第 20 周“听”“看”等功能会暂时关闭，开始进行眼睑和外耳等的最后塑形调整。各器官开始发育出神经，第 20 ～ 25 周和大脑相连并开始慢慢发挥其功能。

孕中期受激素影响，皮下脂肪变得容易堆积。皮下脂肪除了会成为宝宝的缓冲，妈妈产后母乳喂养也需要一定程度的皮下脂肪。但如果皮下脂肪堆积过多，体重就会增加，也会对妈妈的身体健康造成影响。虽然不需要减肥，但每天、每周的体重管理还是很重要的。

18 周 4 天
第 116 天

距预产期
还有 150 天

在这 2 ~ 3 天，宝宝体内产生一种叫作“胎脂”的霜状皮脂。胎脂保护宝宝的皮肤，在分娩时会起到润滑的作用。14 周开始产生的胎毛帮助胎脂附着在身体上。也叫作“毳毛”，妊娠晚期表皮细胞发育完成后脱落。

通常心跳是每分钟 65 ~ 75 次，怀孕后因为血容量增加，心跳也在慢慢加快。随着肚子变大也许会更多地感觉到心悸或者气喘。分娩期间心跳比平时每分钟增加 15 ~ 20 次。因为会很容易感觉疲惫，所以请不要太勉强自己。

18 周 5 天
第 117 天

距预产期
还有 149 天

羊水达到 250 ~ 300 毫升。1 个月前才 30 克的胎盘现在都有 130 ~ 140 克了，此后还会慢慢增大，最终将达到 500 克。胎盘有诸如交换氧气和二氧化碳、吸收营养、产生激素、排泄废物等作用，在宝宝出生之前会一直给宝宝的生命活动提供支持。

相信妈妈们在日常生活中有时会因为家务事或者工作而精神紧张。有没有偶尔放松下来呢？为了不要忙到疲惫脱力，入浴时和就寝前最好什么都不要想，以舒缓的心态悠闲度过。如果想要运动和放松一举两得的话，推荐尝试孕妇瑜伽。

18 周 6 天
第 118 天

距预产期
还有 148 天

宝宝的体重达到 150 ~ 180 克，不停地成长着。通过超声波可以清晰地观察到宝宝的大脑和骨骼。偶尔会一边打嗝一边进行呼吸练习。也许你会觉得没有空气还可以打嗝？但打嗝是由横膈膜痉挛引起的，在妈妈肚子里也会发生。

即使妈妈身体不错，外出的时候也要穿比较稳且舒适的鞋子。有人反而会因为鞋子太平感觉难走，总之要穿后跟在 2 厘米左右的鞋。如果拿太多行李的话，无法保证不会腹胀或摔倒。请时刻不要忘记宝宝的存在。

写你所想备忘录

5个月

19周

第119～125天

褐色脂肪增加了。也要开始眨眼了。

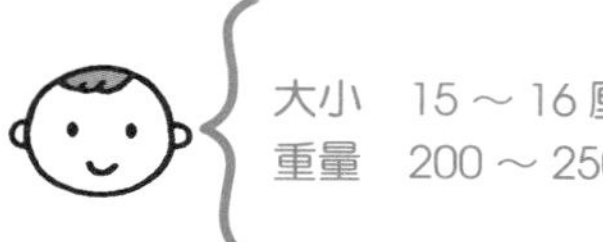

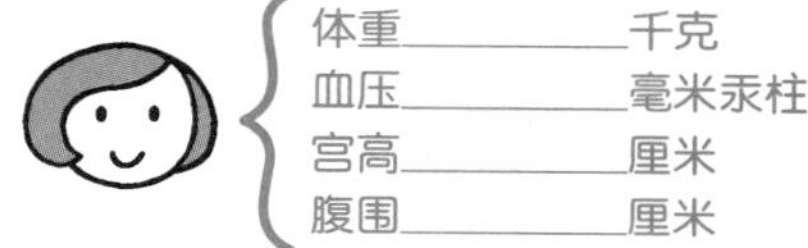

19周0天 第119天 距预产期还有147天

这周体重超过200克，大腿长度（股骨长）达到30～33毫米。宝宝已经会在妈妈的子宫里玩耍了。时而摸摸脐带，时而把脚贴到子宫壁上。随着脑内神经细胞的增加，宝宝也能开始做更多的事情了。宝宝每天都在尝试，所以也不用担心他无所事事了。

等肚子变大以后，比起仰躺可能侧卧的睡姿会让你更舒适。左侧朝下比较舒适的人占了大多数，这是因为身体右半部分有粗壮的静脉，压迫静脉会造成水肿或静脉瘤，所以左侧朝下舒服也是有道理的。把右脚弯曲向前伸出的Sims① 体位也十分舒适哦。

19周1天 第120天 距预产期还有146天

脂肪在颈部、肩胛骨、胸骨、尿道附近生成。褐色脂肪是新生儿或动物冬眠时会大量储存的脂肪。为了不让刚刚出生的宝宝的体温因为寒冷而下降，褐色脂肪会产生热量，维持身体温度。新生儿的褐色脂肪有100克左右，成人的褐色脂肪仅为40克，等宝宝可以自己调节体温时褐色脂肪就会减少。

有妈妈打算趁着安定期去旅游。虽然大家都会倾向于把行程排满，但还是建议尽可能慢慢地玩，不要勉强自己。乘车时如果长时间保持一个姿势，腿部的静脉中容易产生淤血，所以要勤换坐姿并注意休息。

19周2天 第121天 距预产期还有145天

你觉得宝宝的心脏每天会运送多少血液？竟然多达150毫升。会被运送到身体各个角落的“血流量”是非常重要的。顺便补充一下，成年女性每天会输送7吨血液。这也是很惊人的！

怀孕后肚脐下方会出现一条笔直的线，这是孕中的一种色素沉淀，产后就会变得不那么明显。也有季节的影响，但是孕期很容易发生皮肤干燥、长斑、粗糙等问题。孕期要勤做保湿护理和防紫外线。

19周3天 第122天 距预产期还有144天

第8周起乳腺发育，已经产生了乳晕和乳头。之所以男宝宝也有乳腺，是因为接收了妈妈的雌激素。最开始乳腺始基有6～8对，2个月内只留下1对，其他全部消失。但有时其他乳腺始基也会被残留下来，称之为副乳，是进化的产物。

孕期经常会感到口渴。勤补水的话，既有利尿作用，也可以预防水肿和便秘。如果是炎热的夏天，补水也是防止中暑不可或缺的。可以准备一些水、麦茶、花茶、蒲公英茶等不含咖啡因的饮品，这样不会让你感到腻味。

①译者按：由美国妇科之父的詹姆斯•马里恩•西姆斯（Dr. James Marion Sims）提出的体位。

19周4天
第123天

距预产期
还有143天

宝宝的颅骨是由很多骨骼组合而成的。为了能让宝宝通过窄窄的产道，骨骼还是柔软的，有几处还有缝隙。这种构造可以缓解因子宫收缩产生的压迫。刚出生时，也有宝宝的头是细长形的，出生数天后就会变回圆形。

如果有蛀牙或者牙周病，要在安定期做好治疗。孕期容易引起感染，细菌容易繁殖。因为牙周病等炎症血液中会产生一种叫作细胞因子的物质。也有报道表明如果这一物质增加的话，子宫收缩，会增加早产的风险。要认真做好口腔保养工作。

19周5天
第124天

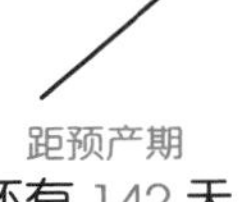

距预产期
还有142天

宝宝是闭着眼睛的，但因为神经反射也开始出现眨眼的现象。甲状腺也开始分泌激素。吞咽的羊水经过肾脏，作为尿液被排出。挥手，双脚交叉，宝宝越来越灵活了，就好像是在向妈妈传递信号。

差不多到了去美容院转换心情的时候了。怀孕期间，可以烫发或染发。虽然两者对宝宝都不会有影响，但要小心因为气味而产生的身体不适。长时间坐在椅子上，既让妈妈身体疲惫也会让输送到胎盘的血液流动性变差，所以还是做短时间的美容为妙。

19周6天
第125天

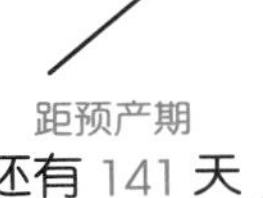

距预产期
还有141天

这一周女宝宝的子宫、输卵管、卵巢、阴道等发育完成。男宝宝的生殖器官也已成形，也许可以通过超声波分辨出宝宝的性别。宝宝的大脑，在最开始都是女性型，男宝宝在这一时期受从睾丸中分泌的雄激素的影响，要开始转变为男性脑。

已经完全适应了怀孕，身体状况也趋于稳定。现在的妈妈应该会开始规划肚子大起来之前有什么活动可以去，所以内心充满了期待和雀跃吧。作为和丈夫的回忆，务必要和他一起拍摄怀孕期间的照片。宝宝出生后再来翻看大肚子时的照片，一定会觉得很温暖吧。

写你所想备忘录

安心贴士⑯

可以进行适度运动

安定期内的运动有各种优点，比如可以预防运动不足、便秘，可以换换心情等。只要是适合孕妇和宝宝身体的运动，都是没有问题的，但是根据身体状况和怀孕过程，有的时候也要避免运动，为防万一最好事先和医生确认一下。

产后健身操、孕妇瑜伽、孕妇游泳等都设计有针对腰痛等孕期特有问题的对策。在不感到过分疲惫的前提下，适度享受运动吧。

管理“体重”和“血压”

对妈妈而言，控制体重和血压，是以宝宝的健康和安全生产为目标的重要课题。

体重篇

增加过多或者不增加都不好

如果怀孕期间宝宝体重增加过多的话，妊娠高血压综合征和妊娠糖尿病的患病风险会增加，也会成为微弱阵痛的原因。如果产道脂肪过度堆积的话，也可能有难产的危险。另一方面，有一些孕妇本来就很瘦，怀孕后体重增加不理想，那么生出低体重婴儿的可能性也会增大。孕期过胖或过瘦都不是好事。要注意“适当增加体重”。

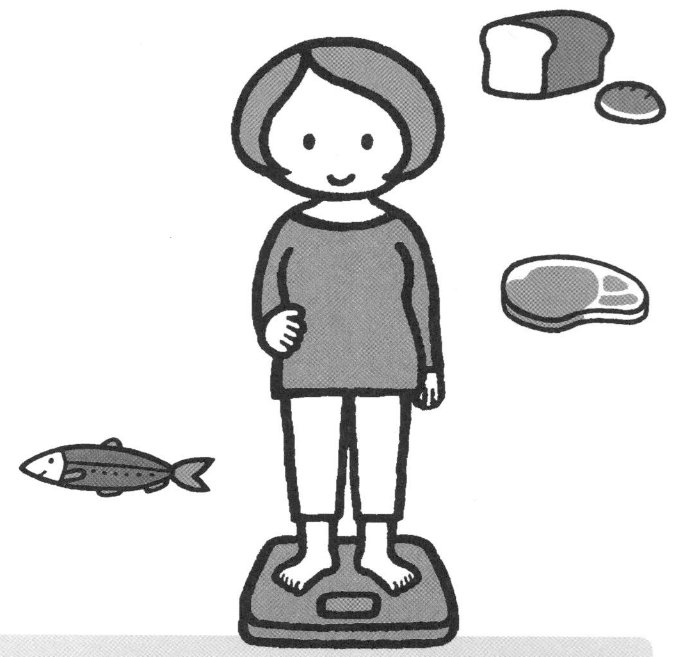

为了“适当增加体重”

体重，也有适合个人体型的增加方式。可以算出自己的BMI来掌握自己的“适当增加体重”。BMI是判定体重指数的公式，可以根据BMI定好体重增加的目标。体重管理的秘诀在于：1周称重1次、吃饭时多咀嚼、睡前3小时不进食、“走路、活动、做家务”。孕中期就是体重不断增加的时期。写“饮食日记”也可以成为好帮手。

你的BMI是?

孕前体重（千克）［　　］÷（身高（米）［　　］×身高（米）［　　］）＝BMI［　　］

低体重（BMI不满18.5）
消瘦型的妈妈

分娩前增重的目标是9～12千克。要注意不要营养不足。不能因为原来就很瘦所以不重视。体重突然增加会导致妊娠高血压综合征的患病风险上升。

标准（BMI超过18.5不满25.0）
标准体型的妈妈

分娩前增重的目标是7～12千克。1周的增加目标为300克，1个月的理想增重是1千克左右。对于体重激增，要限制热量摄入，预防妊娠高血压综合征。

肥胖（BMI超过25.0）
丰满型的妈妈

分娩前增重的目标是5千克。可咨询医生。如果肥胖的话，从怀孕初期就要认真控制自己的体重。

血压篇

孕中期要提防血压突然上升

孕中期因为激素的影响，血管扩张，血压有易下降的趋势。但是之后随着血容量在孕期的增加，血管负担增大血压就会升高。血压陡然升高的话，流向胎盘的血液循环就会变差，也有可能会发展为“妊娠高血压综合征”，对宝宝的发育产生影响。如果不放心的话要勤测血压。血压如果突然上升，就要迅速前往医院就诊。

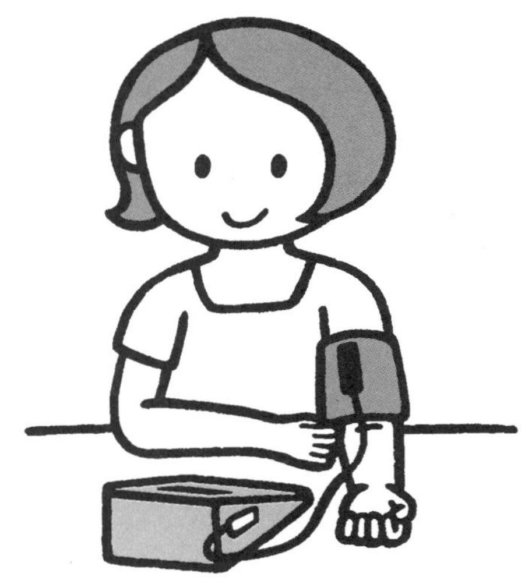

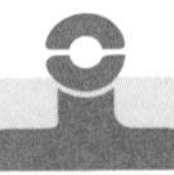

你属于下面哪类人？

高血压 & 低血压检查

第 1 次生孩子的人

知道自己未怀孕前的血压。要注意怀孕之后的血压上升。

有家族性高血压

高血压是由遗传、生活习惯所引起的。平日盐分摄取过多的人要重新审视。

35 岁以上

血压会随着年龄增大而上升。特别是 35 岁以上的高龄初产产妇，高血压风险上升。

肥胖的人

体重与血压成正比。减重也可以预防妊娠糖尿病。

怀着双胞胎的人

同时怀两个孩子，身体有额外的负担。因此更容易患高血压。

有高血压的人

本身就有高血压的人在怀孕后，一定要管理好血压，不能使其继续升高。

预防法

日常管理血压时最重要的是调整生活习惯，如控制盐分、吃低热量的食物、不要累积压力、保证睡眠和多休息等。购买血压计，每天在家正确测量也是很有效的重新审视生活的方法。在控制盐分上，可以采取熬浓汤，把酱油换成橙醋，使用生姜、大蒜等有香味的调料等方法。还可以将肾病患者的控制盐分的菜单作为参考。

治疗法

使用药物时，要和医生沟通，千万不要把血压降得过低。血压降得过低的话，营养和氧气就不能充分输送给宝宝和胎盘。分娩时如果血压过低，也可能会导致剖宫产。

痛快！便秘消除法

便秘总让人不舒畅，先从每天实践“3个基本点”开始吧！

怀孕期间总是容易便秘，要通过饮食和运动来预防

怀孕期间便秘产生的原因是：黄体生成素使得肠部运动减缓、妊娠反应时摄入的水分不足、子宫压迫膀胱等。如果反复便秘可能会发展成痔疮。如果忍耐便意的话，会陷入恶性循环。如果食疗无效，请医生处方用药也是一个方法。

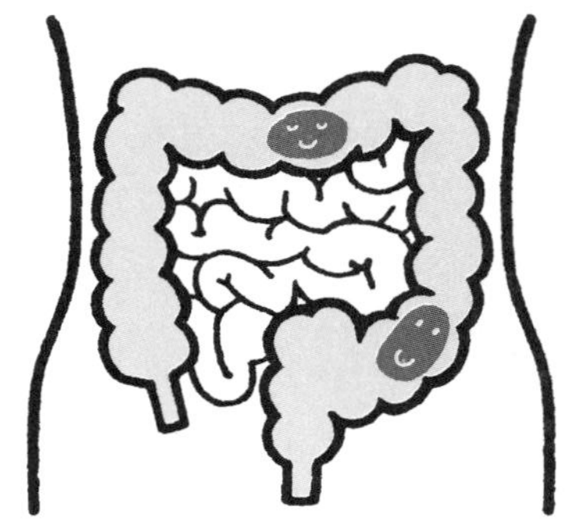

首先想要尝试的“3个基本点”

1 起床后喝水

起床后慢慢地喝一杯水，肠子会被唤醒，开始运作。怀孕期间，水分会被宝宝夺走，大便多会变硬。请多多补充水分吧。但是傍晚后摄取过度的话反而又会引起水肿，所以可以留心在早上到傍晚之间多喝水。

2 好好吃早餐

就像“早睡、早起、早饭”，保证充足的睡眠、吃好早饭、在同一时间去厕所就会容易排便。双歧乳酸杆菌和低聚糖的组合菜单可以预防和解决便秘。酸奶中富含双歧乳酸杆菌，香蕉中富含低聚糖。

3 多吃高纤维的食材

膳食纤维分为富含在魔芋、海藻类中的“可溶性”膳食纤维和富含在根菜、蘑菇、大豆里的“不溶性”膳食纤维。可溶性膳食纤维可以促进大肠蠕动，不溶性膳食纤维则从内侧刺激大肠，让大肠蠕动活跃。两者要均衡摄取。

即使如此，也无法顺利排便的话

适度运动刺激大肠

如果没有办法通过饮食缓解便秘的话，推荐做一些孕妇瑜伽、孕妇游泳、慢走等适度运动。仰躺下来可以试试做转腰的体操。肌肉和神经被刺激就会刺激大肠蠕动活跃。

在距肚脐（横向旁开）三指宽处有穴位“天枢”，对治疗便秘很有效。一边顺时针按摩肠部，一边按压或揉动放松此穴位会比较有效。

注意便秘药的使用

便秘药有很多类型，既有刺激肠道强制性排便的，也有软化变硬的大便促进排便的。市面上售卖的便秘药也有排便后便意不止的副作用，怀孕期间还是常去医生那里咨询，请医生开药为好。

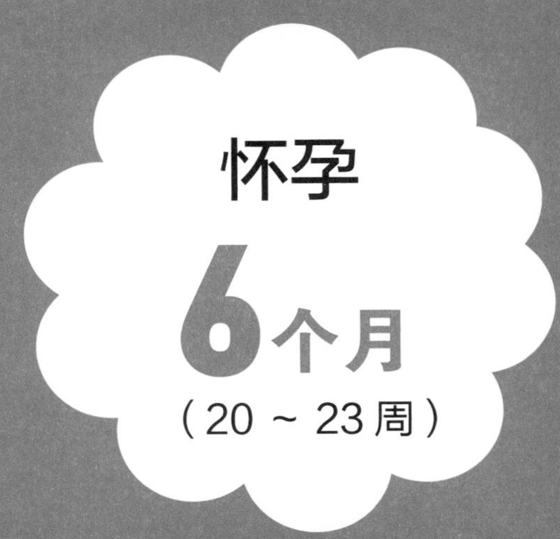

怀孕 6个月（20 ~ 23周）

这一时期的情况

宝宝

- 骨骼、肌肉、脑细胞不断发育。宝宝一会清醒一会沉睡。
- 羊水量增加。宝宝积极活动身体。身体被“胎脂”覆盖。
- 眼睑长成，容貌开始清晰起来。已经是三头身。
- 可以通过超声波观察宝宝的性别。卵巢或睾丸继续发育。

妈妈

- 子宫要达到肚脐的高度。有人会因为肚子变大而腰痛，所以请注意姿势并且做好疼痛部位保温工作。
- 绝大多数人开始感受到胎动。可以触碰宝宝踢过的地方，给他一个回应。
- 因为体重的增加、身体冰冷、疲惫等原因，有时小腿会抽筋。
- 参加孕妇学校讲座吧。可以了解到分娩的流程，这对信息收集有帮助。

给爸爸的留言

这一时期妻子的肚子有一点鼓呢！如果身体状况稳定的话，也可以趁着安定期创造一些二人世界的美好机会。宝宝出生后就有一段时间不能出去旅游了，可以提前带她去旅游，或者在饭店约会，好好享受两个人的幸福时间。可以拍照留念。如果是为了缓解运动不足，也推荐去一些绿色植物很多的地方。

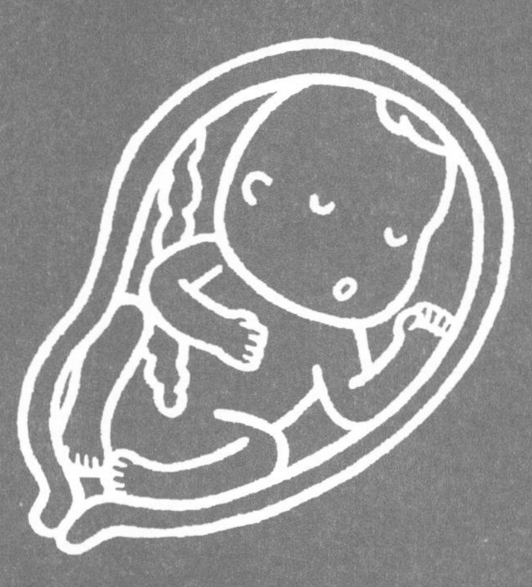

6 个月
20 周
第 126 ～ 132 天

宝宝体重迅速增加的时期。耳朵里内耳发育完成。

头臀长　16 ～ 17 厘米
大小　20 ～ 23 厘米
重量　250 ～ 350 克

体重＿＿＿＿＿千克
血压＿＿＿＿＿毫米汞柱
宫高＿＿＿＿＿厘米
腹围＿＿＿＿＿厘米

20 周 0 天
第 126 天
距预产期
还有 140 天

虽然宝宝已经可以听到声音了，但是从构造上来说只有耳朵最里面的“内耳”发育完成了。原来耳洞相当于外耳，即使没有开通也可以听到声音。声音的刺激由神经传给大脑，形成“听到”的感觉。听到声音，神经就会活跃地做出反应，听觉能力也在被培养。

如果妈妈放松的话，大脑就会释放 α 波。宝宝也被认为会释放脑电波，α 波产生的话，激素分泌就会变活跃，大脑也会跟着成长。α 波大部分是在听到“摇晃”的声音时释放的。据说听到小鸟的啼鸣、溪水的流动声、古典音乐都有相同效果。

20 周 1 天
第 127 天
距预产期
还有 139 天

已经可以通过听诊器听到宝宝的心跳。产检时也许可以听到宝宝的心跳，如果家里有家用听诊器，爸爸也可以一起听心跳了。宝宝的心跳是每分钟 160 ～ 170 次，还是以成人 2 倍的速度跳跃着，给身体输送大量血液。此后，体重每天增加 10 克。

是否以安定期为借口做了过多的工作和家务？如果利落地解决好工作和家务会让你很充实，但也一定不要忘记让身体休息。可以在一天中安排一段悠闲时光，在该偷懒的时候就放松一下。就算身体状态不错也要休息。放松身体，好好休息一下吧。

20 周 2 天
第 128 天
距预产期
还有 138 天

宝宝的皮肤开始一点点变厚。这周角质层也会出现，表皮变为 5 层构造。变成 5 层后，水分也不会从皮肤里渗出来。因为还没有皮下脂肪，宝宝全身还是皱皱的状态。手掌和脚底表面慢慢出现凸起的线的模样。

孕中期处于容易感染细菌的状态，饮食要注意充分加热。通过加热可以防止感染，多摄入蔬菜还可以补充容易缺失的维生素。炖菜或者温热蔬菜也可以预防手脚冰冷。蔬菜里的维生素 C 和 B 族维生素会溶解于水中，因此比起炖煮更推荐蒸或者炒。

20 周 3 天
第 129 天
距预产期
还有 137 天

宝宝在“羊膜”中慢慢发育。羊膜一边分泌羊水，一边调节适合宝宝的羊水量。这个厚为 0.1 毫米的膜是由受精卵的一部分变成的。从宝宝的身体到包裹宝宝的膜都是由一个受精卵变化而来，真是让人难以置信！

即使进入安定期，仍然有人很难进入性生活的状态。这时候，把最真实的心情告诉丈夫如何？要让他知道你绝不是因为讨厌他，而是因为一些身体的状况，请他谅解。

20周4天
第130天

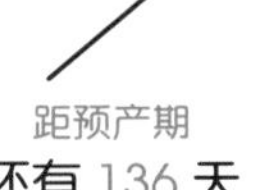

距预产期
还有136天

从第8周开始慢慢增加的羊水已经达到350毫升。那为什么羊水不会溢出来呢？谜底在于羊膜的存在。羊膜有包住羊水不让其溢出的作用。如果羊膜破裂羊水溢出就是破水了。

把手放在肚脐下2～3手指宽处。那里就是现在的子宫底。这周子宫由成人头部大小，又变大一圈。受激素影响的体温也开始慢慢回落到孕前的低温期。妈妈睡觉时想要弓着背吧，还是尽量挺直背部吧，正确的睡姿也可以预防腰痛。

20周5天
第131天

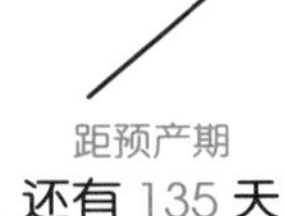

距预产期
还有135天

宝宝的生殖器官发育完成。在产检时应该有人已经获知了宝宝的性别。也有接受超声波检查时，宝宝的位置让人难以辨认性别的情况。但是下次肯定能确认。当然，把谜底留在最后揭晓也很有意思。家人增加的喜悦和享受也是因人而异的。

有试着参加产检医院举办的“孕妇学校”吗？这是一个学习孕期健康管理、育儿知识，收集孕期信息的珍贵机会。如果可以认识相同境遇的朋友也会更加有底气。这也会成为和附近孕妇互相交流的契机。

20周6天
第132天

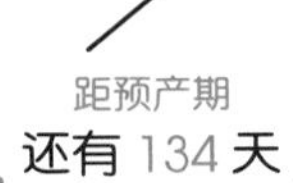

距预产期
还有134天

这周宝宝身长20～30厘米，体重达到300克左右。还有3周，身长就会增加到30厘米，体重会成倍增加到600～700克。这可能是最后一个通过超声波看到宝宝全身影像的机会。宝宝在子宫里转动，一会后空翻一会颠倒过来。脑部继续发育，全身运动也活跃起来。

随着肚子变大，人体靠近背部的一根粗血管会被压迫。如果是四只脚走路的动物就不会出现子宫压迫背部的情况。但是人类是站立动物，这种情况难以避免。脊柱附近交错着大动脉、大静脉、自主神经和通向肾脏的血管，所以不要让后背受到不必要的束缚。

写你所想备忘录

安心贴士⑰

孕期的母乳喂养准备

孕中期，输乳管增加，乳房、乳头、乳晕变大。如果从乳头分泌出白色分泌物，入浴时要轻柔洗净。为了不让输乳管堵塞，从怀孕期间就要开始护理。如果发生乳头下陷的情况时，孕期时就要向助产士门诊咨询，产后的哺乳就会顺利。

但是，对输乳管的刺激也会起到让子宫收缩的作用，腹胀的时候就不要做了。如果有先兆流产或者早产危险的妈妈也不要做乳头或者输乳管护理。

6个月

21周

第133～139天

骨骼结实起来。掌控记忆的脑神经也发育起来。

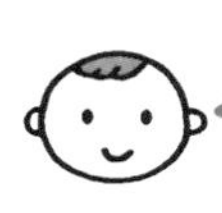

头臀长 约19厘米
大小 23～25厘米
重量 350～460克

体重________千克
血压________毫米汞柱
宫高________厘米
腹围________厘米

21周0天 第133天 / 距预产期 还有133天

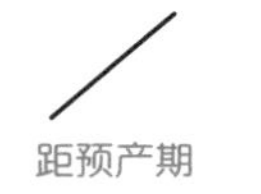

这一时期宝宝个体差异很大。推测的体重为350～460克。1周前还是250～350克，1周内就增加了100克，长大了很多。头的大小（双顶径）是50毫米，大腿长度（股骨长）也达到33毫米。

今天是怀孕的第133天。正好是怀孕长跑过半的时间点。为了宝宝的成长，妈妈付出了很多努力。为了犒劳自己，可以和丈夫共进晚餐。此后，妈妈的身体将为分娩做准备。后半程，也要早睡早起轻松上阵。

21周1天 第134天 / 距预产期 还有132天

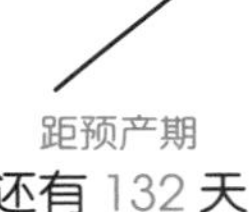

宝宝一边活动身体一边听各种声音，脑神经极速成长。2周前掌控记忆的复杂神经网络开始增密。神经细胞增加的话，宝宝也可以开始做很多事情。含手指啊、拿脐带玩耍啊，手指尖也开始变得灵活起来。

温泉有温热身体、改善皮肤状态等优点。但是，孕期有时会因为硫黄的气味而感到恶心，如果泉质很润滑的话要注意脚底安全。也有可能会引发脑缺血，还有可能感染细菌，所以推荐身体状态稳定后再前往。

21周2天 第135天 / 距预产期 还有131天

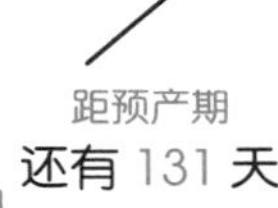

位于腹部深处的睾丸开始朝着阴囊下移。速度非常缓慢，要在3个月后才能最终到达正确位置。睾丸和女宝宝的卵巢是由同一组织发育而来，但是女宝宝的卵巢不会向下移动。基因和激素真是不可思议！

听到胎教一词，脑中就会浮现出对肚子里的宝宝进行教育的画面。但是胎教的真实含义是指在脑海中意识到和宝宝相连，度过平稳的每一天的意思。可以在心里想着宝宝，也可以在胎动时抚摸肚子和宝宝说话。要重视自己的心理健康。

21周3天 第136天 / 距预产期 还有130天

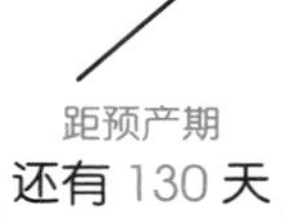

宝宝全身被胎毛和胎脂覆盖，之前生长的眉毛、头发开始可辨认。很遗憾不能通过超声波观察到。宝宝的体重和大小存在着个体差异。体重是从头的大小、大腿的长度、腰围推测出来的，所以也有一定误差。

头发是由皮肤的一部分变化而来的，也可以说是头皮的一部分。在中医界，血液中营养不足、血液滞留的情况叫作“瘀血”，也是脱发和头发稀少的原因。现在是肚子里宝宝长头发的时期，可以多摄入帮助头发生长的大豆、糙米、鸡蛋、肉、鱼等富含蛋白质的食物。

21周4天
第137天

距预产期
还有129天

因为宝宝身体还基本没有脂肪，所以皮肤上都是皱纹。皮肤充盈起来要到怀孕的第8个月。虽然还没有脂肪但体重不断增加。这是因为身体长长，内脏等器官全面变大，骨骼也结实起来了。身体是三头身。

宝宝的脂肪还要有段时间才会出现，但妈妈身体内的脂肪却在不断地累积、储存中。这是为了优先给宝宝输送糖分。此后3个月，无论进食量的大小，体重都会不停增加下去，但不能因此就减肥。如果妈妈营养不足，就不能为宝宝输送充足的营养。

21周5天
第138天

距预产期
还有128天

宝宝时而踢子宫壁，时而后空翻，时而用脐带把自己身体缠绕起来。肯定有人会为宝宝的活泼而大吃一惊，确实如此。如果正巧目睹宝宝后空翻，心脏肯定都要跳到嗓子眼了。这一时期，宝宝不仅能自由活动，而且随着大脑的发育能做的事也增加了，所以只要醒着就会很有精神。

会有人由于子宫变大，大肠受到压迫，或受激素影响，出现便秘的情况。为了预防痔疮，整个孕期都要持续应对便秘问题。海藻、水果等富含膳食纤维，可以软化大便，帮助顺利排泄。早上喝一杯水也对促进肠道蠕动很有效果。

21周6天
第139天

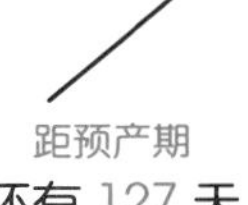

距预产期
还有127天

第8周软骨开始变成骨骼，之后的4个月骨骼一点点变硬起来。肌肉也一起成长，和骨骼一起支撑宝宝身体。为了不妨碍发育，宝宝的关节还很软。骨骼在宝宝诞生时也是未发育完全的。骨骼的发育完成，男生要到18岁，女生要到15岁。

肚子变大后，有人会容易失去平衡而摔倒。此后要是再变大，也会开始看不到脚。捡东西时一定要蹲稳，要注意放缓动作。孕期注意力会不集中。因为感官功能和孕前不同，所以多多当心才是最适合的。

写你所想备忘录

安心贴士⑱

如何应对孕期便秘

孕期容易便秘有两个原因。一个是激素的影响。因为一种叫作黄体酮的激素使得肠内平滑肌肌肉松弛，运送排泄物的蠕动变迟钝。还有一个是因为宝宝变大，压迫到肠。肠变窄，排泄物的流动和排便反射都变迟钝。

早上起来以后首先要喝水或者牛奶，有意识地摄取富含膳食纤维的根菜和水果。别让身体变冷，温热身体也可以起到缓解便秘的作用。

我的特技是后空翻！看我的！

宝宝的悄悄话

6个月

22周

第140～146天

中耳听小骨变硬。肺中开始生成大量血管。

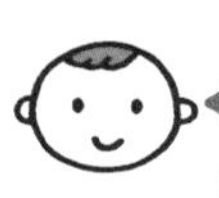

头臀长 约20厘米
大小 25～27厘米
重量 450～550克

体重________千克
血压________毫米汞柱
宫高________厘米
腹围________厘米

22周0天 第140天 距预产期 还有126天

身长没有多大的变化，体重却不断增加到500克。皮下组织已经开始慢慢生成，但是还是皱皱的样子。皮肤的颜色是粉红或者有点红的感觉，血管透明可以看得见。皮肤还是很敏感的状态。为了不让轻微运动对皮肤造成伤害，胎脂保护着皮肤。

随着宝宝的成长，妈妈的肚子感觉越来越重。如果支撑子宫的韧带或者肌肉疼痛，使用腹带或者骨盆矫正带会感到稍微轻松点。冰敷虽然可以缓解疼痛，但是孕期中对抗疼痛的基本措施就是保温。如果疼痛严重，请前往医院就诊。

22周1天 第141天 距预产期 还有125天

宝宝反复沉睡和清醒。就像爸爸妈妈也有喜欢的睡姿一样，据说子宫里的宝宝也是采取喜欢的睡姿睡觉的。也有报告显示，宝宝睁开眼后就会伸展一下。羊水之中是清洁和温暖的空间。妈妈心脏的跳动声对宝宝而言就像是优美的摇篮曲。

身体适应怀孕的状态，孕早期时的易怒或者不安是否开始减少？和那时相比，激素水平也开始稳定下来。只要自己轻松愉快地度过，血液流动也会变顺畅，子宫内的环境也会变舒适。要重视分娩基础条件的营造。

22周2天 第142天 距预产期 还有124天

怀孕5周开始形成的眼部构造在下周前会完成。眼睑还是合着的，但是里面的眼球已经开始能转动。大约2周后，就会开始眨眼，然后再闭上眼睛。脸上都是细小的胎毛，眉毛、眼睫毛变长，宝宝变得可爱起来。

如果身体太放松，姿势就会变差，也是产生腰痛的原因。腰部肌肉减少后会更容易腰痛，推荐做一些体操。仰躺立起膝盖，把腰抬起10厘米再缓缓放下。可以反复进行10次。如此腰部肌肉就会得到锻炼，也是顺产的一个准备。

22周3天 第143天 距预产期 还有123天

人类的耳骨十分复杂。由很多小骨积聚在一起。在宝宝可爱的耳朵里，“中耳”部分的听小骨马上就要变硬起来。声音就是通过这个骨骼传递到大脑的。宝宝现在只是单纯听声音，要等1个月后才知道是什么声音。

肚子变大后，因为子宫会压迫血管，下半身的血液循环容易变差。大腿、膝盖内侧、小腿肚和外阴部等，是否长出了静脉瘤（像瘤子一样）？有10%～20%的孕妇会经历静脉瘤。最近因为坚持工作的准妈妈增加，这一情况也有增加的倾向。抬高腿、进行按摩，可以起到预防作用。

22 周 4 天
第 144 天

距预产期
还有 122 天

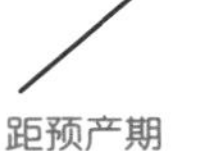

宝宝的肺部构造是从第 6 周就开始形成的，现在除去交换氧气和二氧化碳的部分基本都已发育完成。从现在开始的 3 个月内，交换氧气和二氧化碳的“肺泡”会开始发育。这 2 周，肺部组织生成血管，形成把吸入的氧气输送给血液的机制。从这之后的第 22 周开始形成肺泡。

聪明地摄入零食有两个秘诀。其中一个是把 200 千卡作为目标，还有一个是和温的饮品一起吃。温热的饮品不仅能温热身体，还能带来饱腹感。可以多吃富含维生素和钙的水果、小鱼和坚果。如果是吃市场上贩卖的零食，可以制订一个 1 周吃 1 ～ 2 次的规则。

22 周 5 天
第 145 天

距预产期
还有 121 天

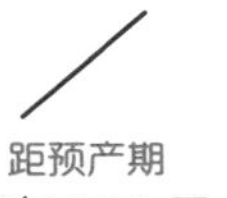

宝宝出生时呈头和胸很大，手脚较短的四头身。比例会慢慢渐趋正常。神经反射发育，听到巨大声响会在肚子里吓一跳。成人在听到巨响时也会发生同样的反应。这是在危险中保护自身的反射，在很早的时期就开始形成。

从怀孕起就开始慢慢增加的血容量，就要增加到孕前的 30%。以成人女性为例，体重 50 千克血液量就约为 3.5 升，那么就已经增加了 1.4 升。不仅仅是为了孕育宝宝，也是为分娩做准备，因此要在体内储存大量血液。

22 周 6 天
第 146 天

距预产期
还有 120 天

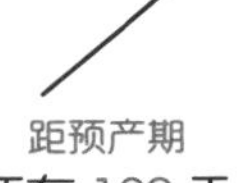

皮肤继续发育，汗腺就要形成。最先产生汗腺的是手掌和脚掌。指纹和手脚表面的纹路也是由汗腺引起的。19 周汗腺会出现在腋下，这周会在额头和头部出现。此后，身体、手、脚上都会出现汗腺，第 35 周会形成 230 万个汗腺。

进入安定期后是可以进行性生活的，但是因为孕期对细菌的抵抗力下降，所以还是使用避孕套比较让人放心。如果肚子痛或胀，要立刻停止。要一边留意宝宝的情况一边享受二人的甜蜜时光。

写你所想备忘录

安心贴士⑲

皮肤干燥和瘙痒如何应对

孕期皮肤不仅容易干燥，也会因为代谢旺盛、汗液分泌而频发皮肤问题。此外，雌激素让肝功能下降，因为皮肤组织中的胆汁酸增加会产生瘙痒。

要比以往更加注意皮肤的清洁和充分的保湿，可以多涂保湿乳液。更换不束缚下体的内衣裤也会在一定程度上缓解瘙痒。严重瘙痒时，可以冷敷患部。也可以请医生开孕期使用的药物。

6 个月

23 周

第 147 ～ 153 天

皮肤神经发育，触觉变得敏锐。胰岛素也开始分泌。

头臀长　约 21 厘米
大小　27 ～ 30 厘米
重量　600 ～ 700 克

体重________千克
血压________毫米汞柱
宫高________厘米
腹围________厘米

23 周 0 天
第 147 天
距预产期
还有 119 天

6 个月初宝宝才只有 300 克重，但这周体重会成倍增加到 600 ～ 700 克。身长达到 30 厘米，已经无法通过超声波看到宝宝的全身影像了。20 周时 350 毫升的羊水继续增加到约 500 毫升。羊水能防止细菌感染，保持子宫内处于一定温度。

宫高是子宫底最高的地方到达妈妈肚脐下一指处。约为 21 厘米。羊水增加，宝宝经常活动，据说这一时期一半的宝宝都是胎位不正的。但宝宝马上又有可能会转到头朝下的位置，所以产检时对宝宝的胎位不用太在意。

23 周 1 天
第 148 天
距预产期
还有 118 天

肺组织中正在形成大量血管。肺会在第 27 周左右发育完成，但那时肌肉还很弱，在出生的瞬间只能发挥最低程度的呼吸功能。虽说早产得救的情况越来越多，但最好还是在妈妈的肚子里慢慢地让肺发育成熟。为了避免早产要注意腹部的肿胀和产道出血。

“腿抽筋”是这一时期容易发生的一个问题。小腿肌肉紧张突然疼痛也是很恼人的。也有可能是由运动不足、手脚冰冷、缺钙引起的。作为预防可以穿保暖袜，或者平时就多拉伸跟腱。如果脚抽筋了，可以把蹲趾向着脚背慢慢扳。

23 周 2 天
第 149 天
距预产期
还有 117 天

这一时期宝宝挺直着背部。让人吃惊的是，支撑小小背部的脊柱竟然是由 33 根环状骨骼和 150 个关节还有 1 000 根韧带组合而成的。汗腺也在继续生成。出生时宝宝会有 230 万个汗腺，和成人数量持平，所以宝宝才会流汗。

入浴时希望妈妈可以检查一下自己乳头的形状。宝宝一出生就要哺乳，所以请确认下乳头形状是不是容易含在嘴巴里。孕中期也可以和助产士讨论母乳喂养的问题。除了乳头的形状以外，只要有疑问或者担忧都可以咨询。

23 周 3 天
第 150 天
距预产期
还有 116 天

皮肤神经发育，触觉变敏锐。在子宫中摸摸脐带、动动手指，通过运动刺激末梢神经发育。骨骼也开始结实，为了可以直立行走，骨骼与骨骼相连。到出生前，宝宝会有 300 块骨骼，这之后会慢慢融合，长大成人后这一数字变为 200 ～ 206 块。

也有人度过妊娠反应期但仍旧提不起食欲。如果一直心情不佳也会不安吧。特别是肠胃状态不好的话，心情也容易抑郁。但妊娠反应的症状和持续时间个体差别很大。与其去思考为什么，不如去找找让你轻松的方法。要好好保持自己的步调和节奏。

23 周 4 天
第 151 天

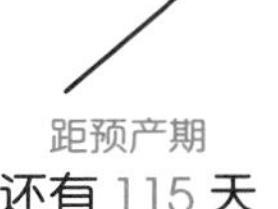

距预产期
还有 115 天

和激素分泌相关的下丘脑－垂体系统、肾上腺、甲状腺、睾丸（男宝宝）、卵巢（女宝宝）的各器官开始运作。胰脏继续发育，胰岛素分泌。胰岛素是降低血糖的激素，也有将血糖转化为能量和储藏的作用，起到生长激素释放素样的作用。

妈妈为了分娩，在身体里储存了大量血液。其中增加最多的不是红细胞而是血浆。因此，血液变稀容易贫血。含铁食品里有植物性的也有动物性的，组合在一起可以提高吸收率。如羊栖菜和煮大豆加上烤肝脏，梅干和酸奶组合等都有帮助，可以在饮食上多下点功夫。

23 周 5 天
第 152 天

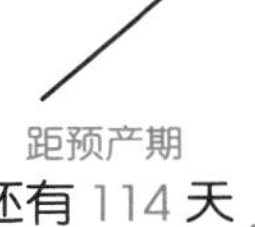

距预产期
还有 114 天

宝宝在子宫中听着妈妈身体里的众多声音。最开始是内耳发育完成，然后是中耳骨骼变硬，马上外耳也要开始形成。已经可以听到心脏的跳动、说话声、肠子蠕动声、呼吸声等，也可以听到吵架的声音。但要在很久以后才能分辨出各种不同的声音。

你听说过“骨盆底肌”吗？这是尿道、肛门、阴道附近的肌肉，支撑腿、腰、内脏。分娩的时候，宝宝就是一边推挤这群肌肉一边出来，一定要做好可以充分拉伸的准备。两脚分开略宽于肩，除了做慢慢弯腰再抬起的屈伸运动以外，交替放松和收提肛门的练习也很有效。

23 周 6 天
第 153 天

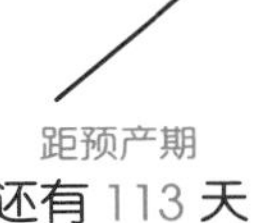

距预产期
还有 113 天

今天第 6 个月就要结束了。宝宝的体重是 700 克，身长达到 30 厘米，长大了很多。3 个月后，体重会增加 5 倍，身长会增加 2 倍。之后脂肪要开始形成，宝宝皮肤会充盈起来，胎动也可以明显被察觉到吧。会把妈妈的肚皮推得一凸一凸，届时请温柔地抚摸宝宝吧。

妈妈通过脐带给宝宝输送氧气和营养，但是给宝宝输送新鲜氧气和营养的前提是妈妈自身要放松，让全身血液循环通畅。可以试试腹式呼吸法：仰躺吸气 5 秒，吐气 5 秒。可以想象一下氧气输送到宝宝处的样子。

写你所想备忘录

安心贴士 ⑳

电脑和手机尽可能少用

电脑、手机是这个时代不可或缺的工具。因为工作关系使用频率会上升，但是长时间使用会引发眼睛疲劳。

此外，从液晶显示器、笔记本电脑、手机上都会释放频率很高的电磁波。虽然现在并不确定这和健康损害有什么因果关系，但是电磁波会因为距离变大而削弱，如果必须使用的话可以稍微远离一些。

宝宝的悄悄话：我可以听到吵架的声音哦！

分娩方式的推荐

越来越多的医院开始要求制订分娩计划。
填写分娩计划会让孕妇的不安和担忧减少，萌生出一种“是我在生”的想法。

总结一下你想迎来一个怎样的生产瞬间

分娩计划其实就是想要怎么生、想要接受什么样的护理，也就是对自己分娩的具体想法。不知道该怎么写的话，可以参照下表的分娩流程。这样会比较容易想象，我们可以一个个来想。

在书写过程中浮上心头的对于阵痛的不安、对于分娩的不安等在意的事情，都可以及早向医生、助产士咨询。也许不能满足你所有的愿望，但可以知道什么样的愿望可能实现，如果不能实现有没有备用方案可以代替。这些都会成为让你倾诉愿望的一个契机。

从分娩的流程开始设想

①阵痛中的护理

想要谁陪在身边

“丈夫”“大孩子”“妈妈”等。如果是回老家生孩子，有很多人都想要丈夫陪在身边。

在度过阵痛的房间里

阵痛中有各种各样的想法，比如“想听喜欢的音乐”“想要点熏香”“想要穿得轻便”“想要带自己喜欢用的靠垫”等。

②分娩时的护理

分娩方法有哪些

分娩方法有“自然分娩”“无痛分娩”“剖宫产”等。不同的分娩方法也有不同的护理方法，所以要确认分娩的流程。

分娩方式有哪些

“坐位分娩”“导乐分娩”“球分娩”“自由式分娩”“拉玛泽分娩呼吸法”等，但有的医院不允许做选择。

使用什么药物，做什么处理

“想要医生说明会用什么药物”“不想会阴侧切”“想要保护会阴”等，如果对于药物和医生的处理有要求的话，还是要事先和医生做沟通。

③产后的护理

产后直接护理是什么

“分娩之后想要抱宝宝”“生孩子当天想要丈夫陪在身边”“想和宝宝一直在一起”等。

母乳喂养从什么时候开始

思考“担心会不会有母乳”“担心内服药会不会对母乳有影响”“担心乳头的形状”“是计划剖宫产，那么从什么时候开始哺乳呢”等具体问题。

产后身痛时，想要接受怎么样的护理

产后身痛的程度因人而异。“产后身痛很厉害的时候，想要别人暂时帮忙照看孩子”“疼痛时，想要医生开药”等。

④其他

出院后，想找谁帮忙

出院后，可以事先找一找能咨询哺乳和育儿问题等的地方和人。比如“想要找月嫂”“想找家政服务人员”等。

如果发生意料之外的事时

“想事先知道会发生什么事情”“分娩中也希望获得直接说明”“分娩时，想要医生对家人和丈夫进行说明”等。

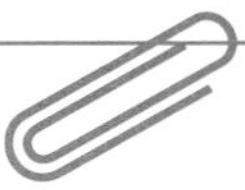

为了制订分娩计划的备忘录

写一些你具体的想法。
之后发生变化也没有问题，重视那一时一刻的心情。

① 你对怀孕以来身心的变化有什么看法?

② 可以问问熟人的怀孕、分娩经验。让你觉得不安和起疑的事情有哪些?

③ 丈夫对你这一次的怀孕、分娩有什么看法?
（也可以由丈夫本人书写）

④ 这一次想要怎样的分娩护理?

阵痛中（ ）
分娩时（ ）
产后（ ）
如果发生意料之外的事时（ ）

⑤ 为了实现④的分娩护理，你现在有什么准备?

⑥ 有没有想向医生和助产士咨询的事情?

⑦ 有没有计划好产后请谁来帮忙照顾?

吃不胖的三条饮食规则

在孕中期食欲激增。选用低热量食材，重新审视菜单。

重要的是减少热量摄入，提高满足感

妊娠反应结束，终于可以愉快地吃饭了。但是此时如果不多加注意的话，体重便会激增，反而会引起负面效应。为了不要无故增加体重，就要考虑低热量、高饱腹感的菜单。虽说是低热量，但是也必须要有孕期所需的铁、钙等营养素。选择低热量的菜单，进食时放慢速度、多咀嚼。

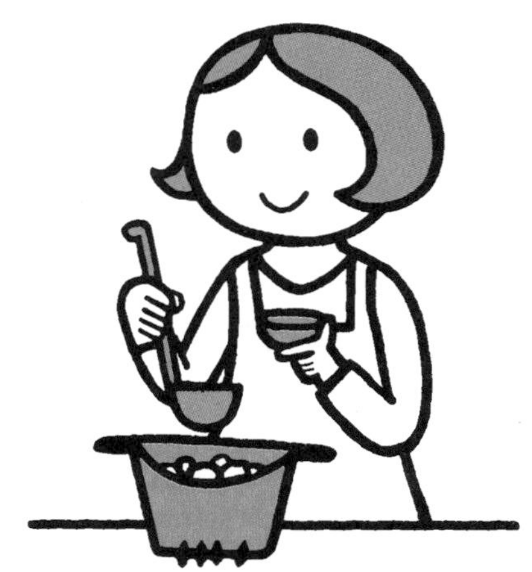

规则 1 减少油炸食品 & 炒菜，增加蒸菜或煮菜

只是把烹调方法从炸、炒变成煮、蒸，就可以大幅削减热量。相应的，也可以增加吃的量，是一箭双雕的好办法。如果无论如何都想吃油炸食品，那么就不要裹面粉，直接放在烤炉里烤也可以控制热量。

同样的食材，只是改变加工方法，就可以变身为低热量食品！

例 炸鸡肉 + 菠菜沙拉（400 千卡 +170 千卡 =570 千卡）
➡ 鸡肉放锅蒸煮（380 千卡） 降低 190 千卡

香草烧鲈鱼（330 千卡）➡ 盐蒸鲈鱼（190 千卡） 降低 140 千卡

规则 2 吃肉类食品时，选择脂肪较少的部位

选择鸡大腿肉、鸡胸肉就可以控制热量。放点酒、盐、胡椒入味，裹上淀粉后口感会更佳。猪肉也是如此，比如肋条要选择里脊肉等红肉也可以控制热量。肉块也要脱脂后再调味。

改变部位，就可以变身为低热量食品！

例 炸鸡（400 千卡）➡ 炸鸡胸肉（210 千卡） 降低 190 千卡

五花肉（530 千卡）➡ 盐烤牛舌（290 千卡） 降低 240 千卡

规则 3 选择传统饮食而不是西式快餐

和使用油、鸡蛋等高脂肪、高热量食材的西式快餐相比，传统饮食是低脂肪、低热量的。有很多诸如凉拌蔬菜、炖菜、烤鱼等不使用油的烹调方法。可以通过增加汤里面的蔬菜等，就可以提高饱腹感。

在食材选择上下功夫，就可以变身为低热量食品！

例 汉堡牛排盒饭（960 千卡）➡ 盐烤鲑鱼盒饭（700 千卡） 降低 260 千卡

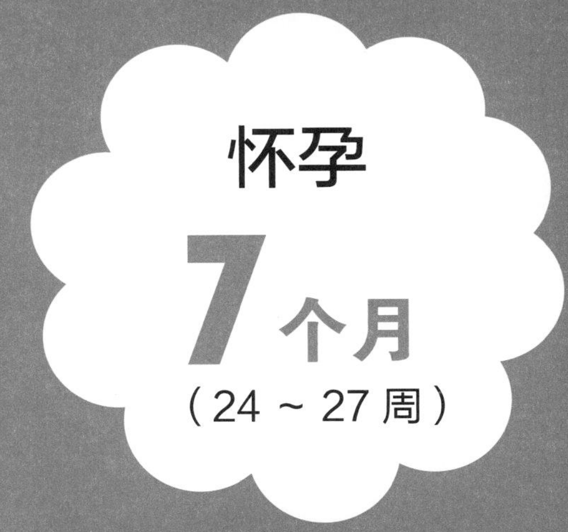

怀孕 7个月（24～27周）

这一时期的情况

宝宝

- ●听觉发育，可以听到妈妈体内血液的流动、心脏的跳动、肠鸣音。
- ●因为大脑发育，可以开始控制住自己身体的运动。
- ●宝宝在羊水中翻转有时会胎位不正。但是到出生前宝宝很快又会颠倒回来，不用过于担心。
- ●毛细血管发育，皮肤颜色呈红色。

妈妈

- ●因为腹部的皮肤伸张所以容易出现妊娠纹。要做好保湿和按摩。
- ●子宫位于肚脐上方。如果仰躺让人不适，可以试试 Sims 体位。
- ●可以明显感觉到胎动时，也让丈夫体验一下。
- ●要注意热量和盐分的摄取量，要注意维生素和矿物质的补充。

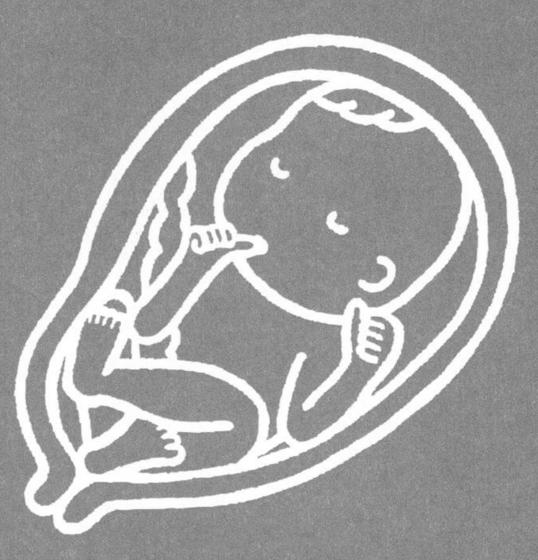

给爸爸的留言

虽然这一时期妻子的身体已经稳定下来，但是有时也会内心不安定，出现易怒甚至会突然落泪等。虽然你可能会对这一精神状态很吃惊，但是这也是孕期的一个特征。可以把它作为“怀孕过程顺利的证据”，温柔地守护妈妈吧。可以多倾听和帮忙做一些家务。妈妈身心处于不安定的状态，爸爸的温柔和体谅是支持妈妈身心安定的基础。

7 个月

24 周

第 154 ～ 160 天

鼻孔终于要通气了。大脑中掌控“思考”的部位也在成长中。

头臀长　约 22 厘米
大小　32 厘米
重量　650 ～ 750 克

体重＿＿＿＿＿千克
血压＿＿＿＿＿毫米汞柱
宫高＿＿＿＿＿厘米
腹围＿＿＿＿＿厘米

24 周 0 天　第 154 天
距预产期 还有 112 天

这周身长要增加到 32 厘米，体重要增加到 750 克。眼睑下眼球在转动，耳朵把听到的信息传送给大脑，手碰触到什么后也会把触感传送给大脑。大脑和身体不间断地联系着，让五种感觉继续发育。

从今天起进入第 7 个月。肚子不断向前凸出，体重也越来越重。妊娠纹和皮肤粗糙的程度如何？皮肤的伸张跟不上肚子的长大速度，如果感觉刺痛时，要使用高保湿性的乳液、植物精油、化妆水等进行轻轻按摩。如果可以快速吸收且保湿效果好的话，可以使用自己喜欢的牌子。

24 周 1 天　第 155 天
距预产期 还有 111 天

宝宝的胎动在 24 ～ 28 周迎来顶峰。这么一说，是不是宝宝突然不动就会很担心呢？那应该是睡着了。虽然不是连续睡眠，但是宝宝每天要睡 16 ～ 20 个小时，清醒着的时间不多。如果 1 个小时能动一次就不用担心了。

腰痛时，贴市场上止痛的膏药有可能是很危险的。已知特定的止痛成分会被妈妈吸收，然后经由血液和胎盘给宝宝带去不好的影响。因此，不仅是口服药，也要小心膏药或是外敷药物。最好去咨询妇产科医生，请他们开处方。

24 周 2 天　第 156 天
距预产期 还有 110 天

宝宝时而含住手指，时而握住另一只手，时而灵活地活动手指。其实宝宝这一时期的握力比出生后要大。把通过手指感受到的刺激传递给大脑，大脑接受刺激后继续发育，神经细胞也会同时增加。中枢神经也在发育，正在为控制呼吸和调节体温做准备。

老是想吃猪排饭，总是频繁吃西红柿和西瓜……是不是也有人怀孕后开始偏食。如果 1 天 3 次都偏食只吃自己喜欢的，那么输送给宝宝的营养也会只限于一部分。所以几天吃一次喜欢的，只要下一次把营养均衡过来就没有问题。一边享受美食一边摄入营养吧。

24 周 3 天　第 157 天
距预产期 还有 109 天

从第 6 周开始形成的鼻子一直是封闭的状态。从这周开始慢慢打开。但也不是一下子就打开了，这个过程需要几天。鼻孔打开后，为了能用鼻子呼吸开始吞吐羊水的练习。通过吸吐的运动，呼吸所牵动的肌肉也会得以发育。

宝宝出生时充当“产道”的子宫颈管随着子宫不断变大而不断变短。怀孕前是 40 毫米左右，现在这一时期是 35 毫米。如果很短会有早产的危险。短于 25 毫米的要比标准长度的更容易早产，所以大多数时候有必要接受医院的观察管理。

24周4天
第158天
距预产期
还有108天

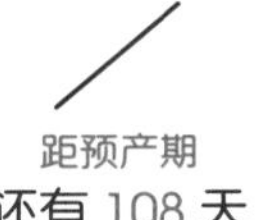

大脑皮质部分发育起来。大脑皮质是思考复杂事项、设定计划的地方，是人类特有的进行“思考”的器官。大脑聚集着大量结构，到现在为止维持生命所需的必要结构都发育起来了。大脑在诞生后仍旧会接收大量刺激信息，在成人前不断发育。

是不是终于忍不住想抽烟喝酒了？香烟中的尼古丁有收缩血管的作用，会妨碍胎盘中的血液流动。酒会让血液中酒精浓度上升，导致早产和发育障碍的风险上升。无论多小心饮食，对健康多有自信，这两项都不能碰。

24周5天
第159天
距预产期
还有107天

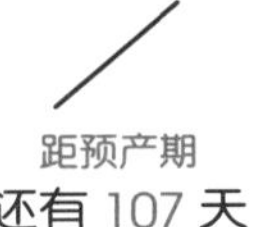

呼吸时空气聚集的地方——“肺泡”开始形成，把吸入的氧气运送到身体各处的血管。吞吐羊水是呼吸练习，让肺部膨胀和收缩。因为是胎盘在进行氧气和二氧化碳的交换，所以肺里进了羊水也不会难受。

放松时也可以使用香薰。可以在纸巾上点一滴或者使用精油灯。薰衣草精油、甜橙精油、葡萄柚精油、茶树精油在怀孕期间也可以安心使用。但也有促进子宫收缩的精油，所以如果想买以上的香薰品要在店铺咨询后再购买。

24周6天
第160天
距预产期
还有106天

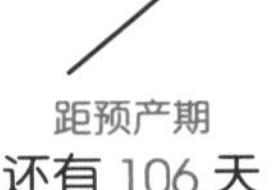

宝宝的手脚指（趾）甲开始一点点长长，在出生前完成。所以出生时宝宝是有指甲的。也有的妈妈会想，这么小的指甲可要怎么剪才好？成人的指甲剪太大了，所以在宝宝用品购物清单里要加上宝宝用的指甲剪。第一次剪指甲也是个期待吧。

有没有在意过肚子胀这件事？因为子宫是肌肉，所以如果疲惫或者受冷就会容易胀。这和肩部酸痛相同。稍微平躺或者自己轻抚就可以缓解的话，就不用太过担心。如果腹胀持续30分钟以上的话，或者觉得和平时不同，还是去医院就诊吧。

写你所想备忘录

安心贴士㉑

为什么会易怒

孕期易怒大多是由身体变化、妊娠反应、腰痛等身体状况不佳所引起的。有时也会和激素的分泌及夫妻间的关系有关。

易怒时身体会紧张，所以重要的是放松。可以一边听一些舒缓的音乐一边放松，呼吸换成腹式呼吸，放松后会慢慢平复。轻松地转动肩膀，放松上半身的肌肉也很有效。向朋友或家人倾诉也是很重要的。

7 个月

25 周

第 161 ～ 167 天

宝宝肺部肺泡数量增加，正开始为肺呼吸做准备。

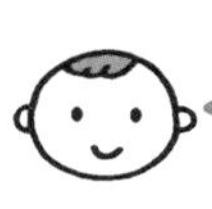

头臀长 约 23 厘米
大小 34 厘米
重量 700 ～ 820 克

体重______千克
血压______毫米汞柱
宫高______厘米
腹围______厘米

25 周 0 天
第 161 天
距预产期
还有 105 天

这周体重能增加到约 820 克，头臀长也会增加 1 ～ 2 厘米达到约 23 厘米。头部大小（双顶径）成长到 65 毫米，大腿长度（股骨长）成长到 43 毫米。牙龈中除了乳牙出现，恒牙也会在口腔深处出现。牙齿是由牙釉质、牙本质、牙骨质构成，这三个要素在牙龈中发育完成。

有腹胀或出血等，或感觉到身体异样而联络医院时，怀孕周数是比怀孕月数更重要的信息。第 22 周以后到第 36 周之前的分娩都叫作“早产”，根据由周数决定的肺部成长情况采取的措施也会大不相同。所以每时每刻都要对怀孕周数有清楚认知。

25 周 1 天
第 162 天
距预产期
还有 104 天

羊水每周增加 50 毫升，这周达到 700 毫升。羊水最多是在第 8 个月，达到 800 毫升。无论什么时间，如果超过这一数值就是羊水过多，小于 100 毫升就是羊水过少。羊水过多是源于胎儿消化管闭锁、吞咽障碍以及妈妈妊娠糖尿病等，羊水过少又会成为胎儿生病和妈妈患妊娠高血压的原因。

身体状况稳定的妈妈，可以趁这个时间去单位和社保中心确认下怀孕分娩可以获得的生育生活津贴和生育医疗费补贴。进入孕晚期，身体会继续变重，也可能会出现腰痛等问题。可以一边畅想产后生活一边和丈夫一起查信息，还可以把津贴的申请工作交给丈夫。

25 周 2 天
第 163 天
距预产期
还有 103 天

鼻孔完全通气。在呼吸练习以外，嗅觉功能也开始形成。还记得第 7 周开始形成的“嗅球”吗？是感知气味把信息传达给大脑的器官。嗅觉和触觉、听觉一起，在宝宝出生后就开始发挥功能。可以认识妈妈、找到乳头都是嗅觉的功劳。

孕期的营养和饮食观念因年代而不同。连宝宝的份一起吃——这是粮食紧缺的时候。现在是只要你想，什么食材都可以买到的年代。比起量，饮食营养均衡更重要。外婆和祖母的意见也很重要，但不要被她们牵着鼻子走。

25 周 3 天
第 164 天
距预产期
还有 102 天

生殖器官进一步发育。这一时期根据宝宝的位置，有时通过超声波是可以观察到宝宝性别的。也有人可能和医生一起发现男宝宝的小生殖器后大叫“有了”。有没有为宝宝定几个候选名字？宝宝出生后就要提交名字给医院，所以是不是可以开始想名字了？

怀孕后代谢变好，也会容易流汗。如果是在盛夏怀孕的妈妈，真的很不容易。孕期皮肤也容易起疹子。为了尽可能保持身体清洁，要勤淋浴、勤更换内裤。如果有湿疹等皮肤问题时，要尽快就诊。

25 周 4 天
第 165 天

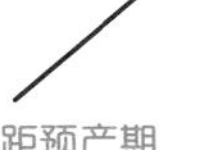

距预产期
还有 101 天

怀孕第 9 周时一度闭上的眼睑又再次睁开。这个动作非常缓慢，要 1 周的时间才能睁开、闭上眼睛。子宫里不是漆黑一片，白天肚子里会有一点点光。睁开眼睑也可以感知到光亮。眼部结构的构建还要 1 个月才会竣工。

还记得零食的热量标准是 200 千卡吗？苏打饼干和硬仙贝的话就是 2 ~ 3 块，和果子（日本点心）就是 1 个小的，干果的话不能超过 50 克。水果的话，橙子 1 个，苹果半个，草莓 5 个，小香蕉 2 根。含糖酸奶 100 克热量就有 67 千卡。

25 周 5 天
第 166 天

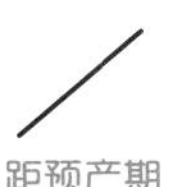

距预产期
还有 100 天

上周，在呼吸时囤积吸入空气的地方出现了“肺泡”。这周其数量继续增加。之后帮助肺泡膨胀的“表面活性物质”开始分泌。如果充分分泌，诞生后宝宝的肺泡就可以顺利膨胀从而进行肺部呼吸。

现在能为宝宝做的有 3 件事情。“早睡早起”“均衡膳食”“不积累压力”。早睡早起，新陈代谢就会变好，更有活力。早饭也更容易进食，可以让排便顺畅。早睡也能让生长激素释放素分泌，让肌肤状态变好。

25 周 6 天
第 167 天

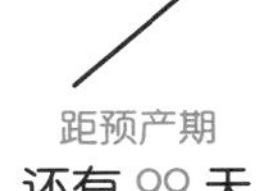

距预产期
还有 99 天

虽然宝宝体重增加了，但是脂肪还没有跟上体重增长的脚步，皮肤仍然是皱皱的。此后 3 个月宝宝为了在子宫之外也可以存活，正在做着提高身体功能的准备。因为视觉、听觉的刺激，脑电波开始出现。对声音和光亮有反应也让感觉系统进一步发育。

即使是相同的怀孕时长，肚子的大小也各不相同。总是会下意识去比较，然后担忧，但是只要在检查中确认宝宝顺利发育就不用太在意。到现在为止，宝宝和妈妈都非常不容易，做得很好！距离分娩，还有一点点时间！继续以这个势头调整身体状态吧。

写你所想备忘录

安心贴士㉒

孕晚期的腰痛对策

孕晚期的腰痛有两个原因。其一是由于“松弛素”的分泌，此激素能够让骨盆放松。因此，支撑骨盆的韧带和肌肉得以放松，会对周围的肌肉产生负担。其二是因为肚子变大后姿势变差的原因。肚子往前挺出来的时候，重心就会后移到背部，会对腰部肌肉有负担。

不仅仅是淋浴，可以泡澡温热身体。通过按摩和运动，让血液流动通畅，缓解腰部疼痛。骨盆矫正带也很有效果。

7 个月

26 周

第 168 ～ 174 天

宝宝脊柱发育完成！皮肤也渐渐变厚起来。

头臀长　约 24 厘米
大小　36 厘米
重量　800 ～ 900 克

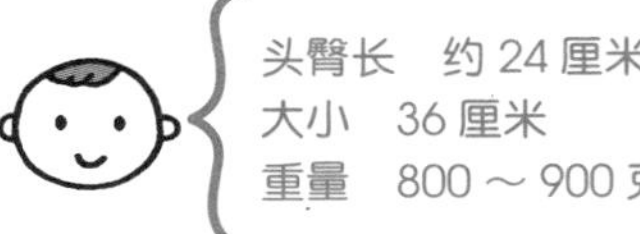

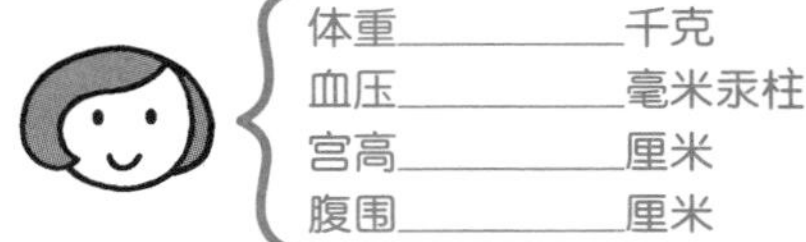

26 周 0 天 第 168 天 / 距预产期 还有 98 天

已经有 800 克的宝宝这周身长会长到 36 厘米。20 周开始发挥听觉作用的耳部现在已经发育完成。除了此前经常能听到的妈妈身体里的声音以外，也开始可以听到爸爸的声音、砧板的咚咚声等外部的声音。但是要等到出生后，才能分辨声音和声音的来源方向。

还有 3 个月分娩。应该有妈妈看着自己不断变大的肚子想着：“我的肚子还要变多大啊？”但是从现在才开始来真格地变大。有时隔月腹围会增加 10 厘米。即使如此，身体也会在生产后自然地恢复到正常。特别是母乳喂养，体重恢复会很快。

26 周 1 天 第 169 天 / 距预产期 还有 97 天

通过超声波看宝宝，可能会因为他们复杂的脊柱形状而感到惊讶。脊柱是由 33 个叫作椎体的环状骨骼、为了可以柔软弯曲的 150 处关节、支撑脊柱的 1 000 根韧带所组成。6 个月开始形成的脊柱会在这周发育完成，宝宝也会呈现出伸展脊柱的姿势。

这一时期，是不是虽然有食欲，但吃了以后立刻就有饱腹感？子宫底已经长大到达肚脐上一指处，压迫着胃部。如果没法一次进食的话，可以增加进食次数，充分摄取营养。但要注意不能过食。

26 周 2 天 第 170 天 / 距预产期 还有 96 天

宝宝已经有一个节奏，那就是清醒时就睁眼，睡觉时就闭眼睛。说是睁开眼睛，其实也就是睁开一点点。宝宝在子宫内羊膜腔的羊水中，或是摸摸肚脐确定触感，或是听听外部的声音。

这一时期看宝宝用品的目录也很有意思吧。便利用品、必需品，会让人迷惑不知道该买些什么。很多东西可以在宝宝出生后再买或者借，所以只要准备最低限度的必需品即可。给宝宝穿上自己挑选的衣服也很让人期待吧。

26 周 3 天 第 171 天 / 距预产期 还有 95 天

上周肺泡出现后，帮助肺泡膨胀的表面活性物质也开始分泌，肺呼吸准备继续进行。此后为了可以在外部世界生存，肺泡数量还要继续增加。在大脑，为了处理对于各种感觉刺激的信息，脑电波开始产生。

现在肚子变大，要十分小心骑自行车。孕中期骨盆周围的肌肉韧带会松弛，骑自行车的话腰部容易受伤。注意力也会分散，所以要小心避免翻车或事故。为了安全考虑，建议步行。步行也是适度的运动。如果一定要骑车的话，请佩戴支撑骨盆的腰带。

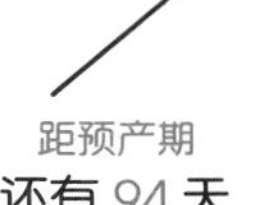

26周4天
第172天

距预产期
还有94天

位于腹部深处的睾丸现在向着阴囊移动。如果在腹中，体温过高会使制造精子的细胞减少。肠发育，下腹部压力变大，睾丸就会开始下移。短时间内会产生一个通道，等到睾丸回到正确位置通道就消失了。

这个时期从心脏输送血液的心搏血量是整个孕期中最多的。也许稍微动一动就会喘气，会比以前更感觉到疲惫。变大的子宫会顶压横膈膜，呼吸也容易变浅。如果还像怀孕前一样忙碌的话，就会喘不过气来，所以要适当安排生活和工作。

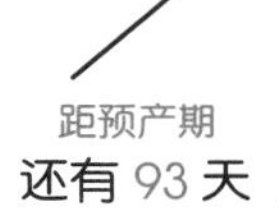

26周5天
第173天

距预产期
还有93天

宝宝会经常含着手指。最开始是偶尔把碰到嘴巴的手反射性地吸住，吸着吸着嘴巴就变敏感，促使吮吸母乳的肌肉发育。另一方面，宝宝刚出生时是不会吮吸手指的。因为有重力，所以手脚还不能自由活动。适应2～3个月以后，才会把手指放到嘴边去。

宝宝一直在羊水中。如果想象一下潜在水中听外面声音的感觉，也许就可以明白宝宝是如何听到各种声音的。水中是一个闷闷的独特世界。因为在妈妈腹部内侧，还有子宫和羊膜，所以妈妈身体以外的声音听起来都是朦朦胧胧、不清晰的。

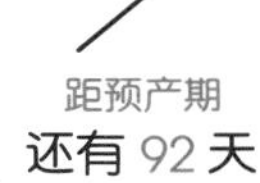

26周6天
第174天

距预产期
还有92天

这周体重增加了100克，达到900克左右。7个月即将在下周结束，到时宝宝的重量将超过1 000克。皮肤开始一点点变厚，马上就会变得不再透明。保护胎脂的细小毳毛会在这周或下周开始消失。曾经自由自在的运动会变得困难起来。

孕期适当运动，可以避免运动不足，不仅可以预防腰痛或者便秘，还有很多好处。特别是有氧运动，是一种有节奏感的运动，可以把脂肪和糖类转化为能量，因此在孕期推荐游泳、慢走、健身操等运动项目。

写你所想备忘录

安心贴士㉓

足部水肿的对策

穿袜子的痕迹不消失等，足部水肿是血液循环不通畅的证明。控制盐分，多摄取水分，让血液通畅吧！顺着小腿从下而上地按摩、步行、足浴等，都可以有效促进血液循环。

在饮食上，要积极摄入可以促进多余盐分随尿液排出的钙。苹果、香蕉、黄瓜、茄子等富含钙。为了排出导致水肿的多余水分，推荐有很好利尿效果的洋甘菊茶和玉米茶。

7 个月

27 周

第 175 ～ 181 天

宝宝体重超过约 1 000 克。开始感觉到甜味、苦味。

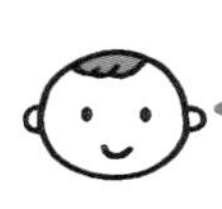

头臀长　约 25 厘米
大小　38 厘米
重量　900 ～ 1 000 克

体重＿＿＿＿千克
血压＿＿＿＿毫米汞柱
宫高＿＿＿＿厘米
腹围＿＿＿＿厘米

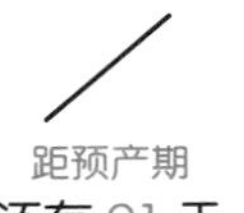

27 周 0 天
第 175 天

距预产期
还有 91 天

这周体重能增加到约 1 000 克。和 7 月初体重相比，体重增加近 300 克，身长也增加 6 厘米。头部大小（双顶径）成长到 65 ～ 70 毫米，大腿长度（股骨长）成长到 47 毫米，又长大了一圈。大脑皮质褶皱增加。大脑表面积在扩大。

子宫底已经抬高到肚脐上 3 指处。宫高达到 24 厘米左右。如果要抱自己的大孩子，一定要注意不要只让腰部或腹部等身体一部分承担负荷。妈妈每天的充实感都会传递给宝宝。今天一天也要愉快地度过。

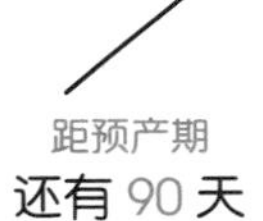

27 周 1 天
第 176 天

距预产期
还有 90 天

还记得不同时期，宝宝造血源头不同的事吗？在怀孕 2 个月肝脏形成之前由卵黄囊造血，2 ～ 6 个月由肝脏和脾脏造血，然后第 4 个月由开始慢慢发育起来的骨髓造血。骨髓是骨骼中心部位柔软的部分，这之后都是由骨髓来完成造血的使命。

孕早期短暂增加的白带量也慢慢平稳下来。白带是阴道和子宫分泌的黏液、脱落的阴道表面细胞等，是保证阴道处于健康状态的重要存在。要用透气性好的棉质内裤或者专用的被单以保持清洁。即使量增加，只要没有颜色、气味、瘙痒，就不用担心了。

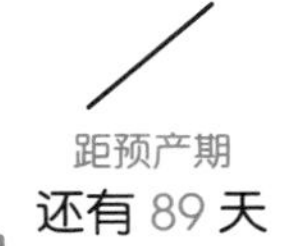

27 周 2 天
第 177 天

距预产期
还有 89 天

大脑神经细胞数量增加，掌控思考的神经中枢和掌控身体能力的神经中枢开始发育。以神经元为代表的脑细胞的总数，成人达到 140 亿个以上，全部在胎儿时期发育完成。出生后出现一种叫作突触的神经细胞结构，3 岁之前会完成 80%。

下半身是否出现水肿？孕期水肿是因为促进水分积累的黄体生成素在体内增加。胎盘和胎儿中所含的水分和羊水，加上妈妈的血液、子宫、乳房中积存下的水分，与怀孕前相比增加了大约 6.5 升。如果产检时尿检结果和血压都没有问题，就不用担心了。

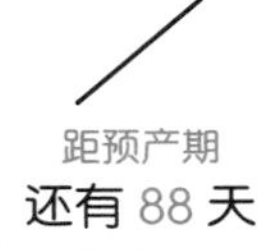

27 周 3 天
第 178 天

距预产期
还有 88 天

识别味道的味蕾在第 12 周开始形成。味道本来是由舌头感知的，但现在这一时期不仅仅是舌头上方，脸部内侧也是有味蕾的。这是在动物进化过程中，为了识别对身体有害的物质，味蕾大量存在的一个残留。马上就可以识别甜味和苦味了。

在过去，大约 10% 的妈妈原来就患有糖尿病或因怀孕而血糖值上升患上“妊娠糖尿病”。而现在，这一数字上升到约 18%。因为容易出现早产、妊娠高血压综合征、羊水过多、巨大儿等，所以需要治疗。如果通过食疗和运动疗法无法控制血糖，可以请专科医生诊治。

27 周 4 天
第 179 天

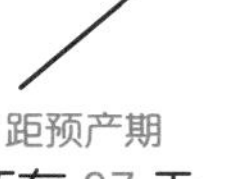

距预产期
还有 87 天

你有没有觉得不可思议，为什么宝宝在肚子里把头倒过来也没事？考虑一下地球引力，总觉得头朝下应该会很痛苦。其实羊水中有浮力，胎儿头重自然朝下，是正确的，所以不用担心。

怀孕时乳晕变黑，皮肤容易长斑，是因为激素刺激皮肤色素细胞，黑色素增加。这种黑色素可以强化皮肤，届时可以在宝宝大力吸奶时保护皮肤，所以乳晕变黑也是有其意义的。

27 周 5 天
第 180 天

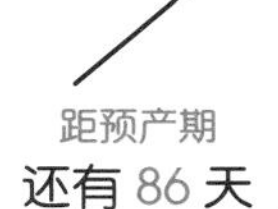

距预产期
还有 86 天

在大脑神经细胞继续增加的这一时期，维持生命和掌控本能的脑干趋近完成。脑干是位于大脑中心的下丘脑、延髓、中脑等 5 个部位的总称，被称为心脏跳动、呼吸、体温调节、代谢、睡眠等生命活动的“司令部”。也是因为脑干发育，宝宝对于声音和光亮才会出现反应。

胎动是不是变激烈了？宝宝有时会一直用脚压你的肋骨下方。妈妈会因为宝宝的力气大而大吃一惊。据说这是宝宝在通过用脚摩擦圆形子宫的天花板，来确认用脚走路的触感。有时肚子甚至因为宝宝胎动而变形，这都是宝宝在练习走路呢！

27 周 6 天
第 181 天

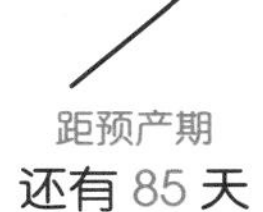

距预产期
还有 85 天

经常会有这样一种现象：妈妈白天活动时宝宝很安静，妈妈晚上休息时宝宝就开始闹腾。因为大脑发育到可以控制全身功能了，所以宝宝在子宫里以喜欢的姿势舒适地发育着。第 24 周开始体重每天增加 15 ～ 20 克，这周体重终于达到 1 000 克附近。

是否因为肚子太大而感到很麻烦甚至会挡住视线让妈妈连脚尖都很难看到？小心不要被小石子和台阶绊倒。此外，肚子再继续变大会压迫膀胱。可以养成勤去厕所的习惯。今天是第 7 个月的最后一天，终于要进入孕晚期了。

写你所想备忘录

安心贴士㉔

孕期肩部酸痛的对策

怀孕期间因为体形的变化，肩膀更容易酸痛。肩膀和背部酸痛会对产后母乳分泌有影响，所以可以趁现在还未生产先养成放松肩膀的习惯。

仅仅是转动肩膀放松肩胛骨或者转动脖子伸伸筋，都是有效果的。也可以用按摩穴位的小道具按按肩膀或肩胛骨周围，或是让爸爸帮你按摩。肩膀酸痛等也是由血液循环不通畅引起的，所以用热毛巾热敷会很舒服。

大脑的褶皱不断增加哦！ 宝宝的悄悄话

每天可做的身体保健护理

腰痛、肩膀酸痛、水肿是所有孕妇在孕期都会遇到的烦恼，但日常生活中小小护理就可以缓解症状。

想要预防腰痛和肩膀酸痛的时候

平日的姿势是关键

怀孕期间，因为激素的影响，关节韧带变松弛，耻骨和骨盆变得不安定所以容易腰痛。肚子变大后因为重心位置的改变，腰部肌肉、背部、肩部负担增大。对于肩膀酸痛和腰痛，最重要的是保持好的姿势。如果保持好的姿势，背肌和腹肌就会到位，就不容易出现腰痛了。通过转动腰部的运动，可以促进腰部、肩部的血液循环。

站立时

为了不让肚子挺出去，腰部向前送，一定要站得笔直。如果想象自己的头顶被一根线提拉着，就会有好的姿态。

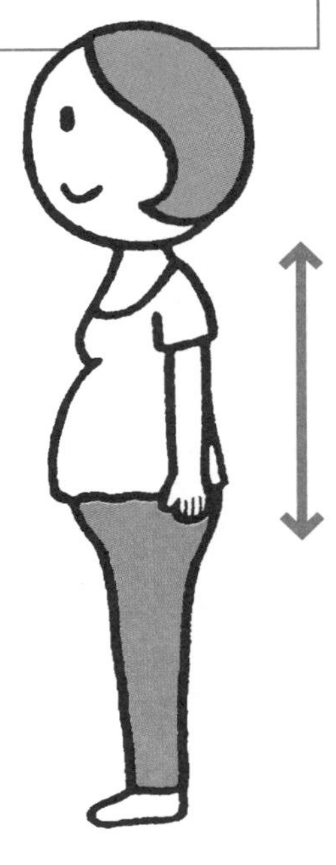

坐下时

坐下时要坐得深。秘诀是不要靠着椅背，要挺直背坐得正。

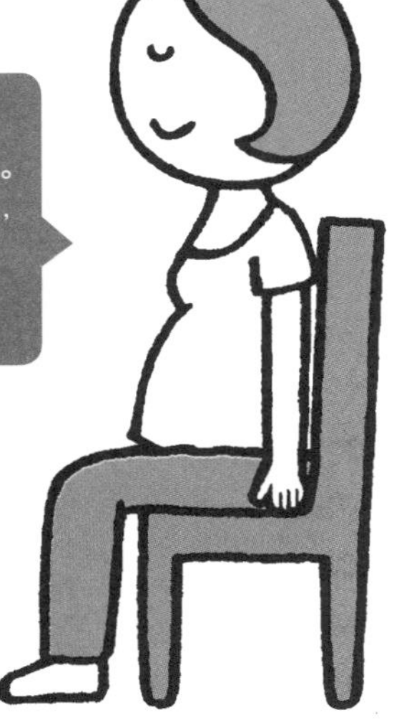

睡觉和休息时

像虾子一样侧睡不会对腰部有负担。下方腿伸直上方腿弯曲向前的 Sims 体位会很舒适。

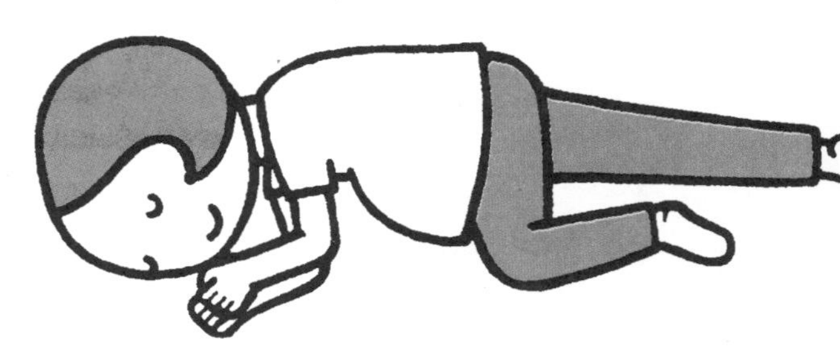

想要消除足部水肿的时候

做通畅血液循环的体操

孕期因为血容量增加，水平衡被打破，所以容易水肿。除了在饮食过程中多摄取富含钙质的食品、勤喝水以外，可以做做淋巴穴位按摩或者少量步行。五根脚趾分开的压力按摩袜有很好的预防效果。也可以穿一些宽松的衣服。工作中需要长久站立的人可以把脚抬高让脚休息一下。

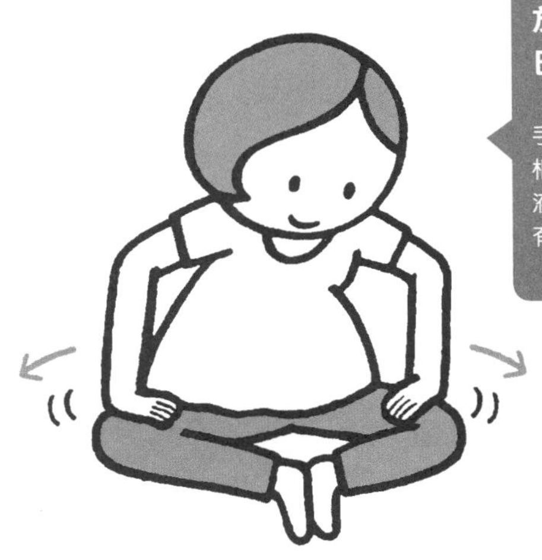

放松腹股沟部的淋巴

两脚底板相对，双手慢慢按膝盖。刺激腿根的腹股沟部，促进血液循环。反复几次比较有效果。

刺激小腿肚

刺激小腿肚，可以让血液更加顺畅地流向心脏。以平躺的姿势，反复绷紧脚尖和勾起脚尖。

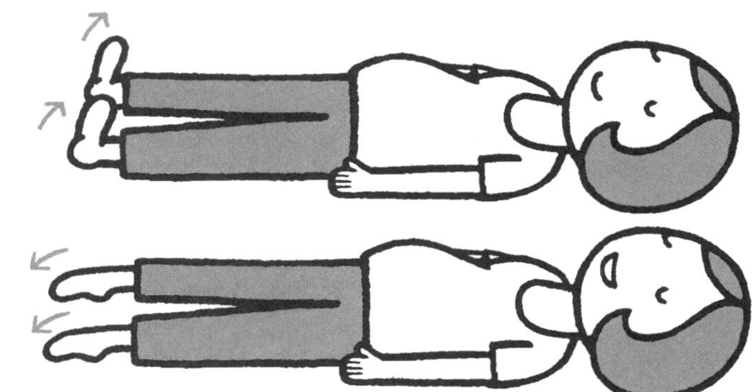

让丈夫按摩的时候

以抚摸的力度

对于肩部、背部的酸痛和腰痛，可以通过按摩来放松肌肉的紧张，促进血液循环，会让你舒适很多。丈夫空闲时，也可以拜托他帮你按摩。可以选择舒服的一面侧卧，比起有力道的按摩还是温柔的按摩更好。诀窍是顺着血液流动的方向按摩（可以参考下图）。要在舒适的力度范围内进行按摩。也可以用热毛巾或者暖宝宝热敷，当然还是丈夫手掌的温度最有效果。

按摩的诀窍

使用双手的拇指。肩膀和腰部从中间向外，脖子和背部上下按摩，可以促进血液循环。

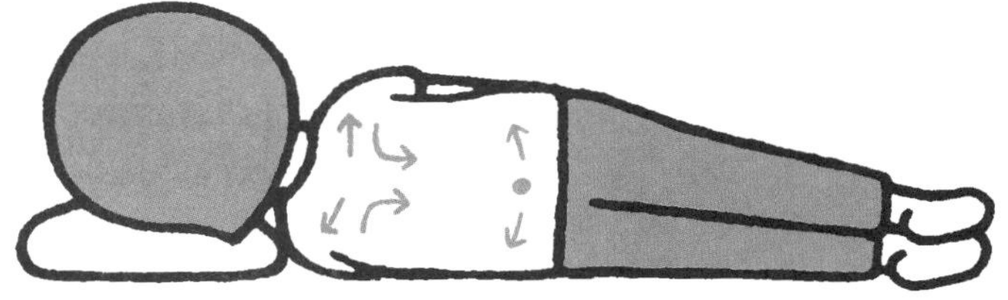

选用饮料指南

有没有对宝宝有影响的饮料？来了解下选择饮料的注意事项吧。

不饮用含咖啡因的饮料？

虽然对流产、早产影响很小，但是最近有报道显示咖啡碱和低出生体重儿、过期产儿有关联。因为宝宝无法充分代谢经由胎盘吸收的咖啡因，所以1天最多喝2杯。

什么茶都可以喝？

茶之中，玉露茶、煎茶、焙茶、乌龙茶以及粗茶里含有咖啡因。大麦茶和花茶里不含咖啡因，可以尽情饮用。

功能饮料总可以喝吧？

在怀孕期间，推荐不含咖啡因的饮品。如果功能饮料会对肝脏有影响，最好饭后饮用。当然，营养还是要从饮食中摄取，功能饮料只是作为辅助饮品。

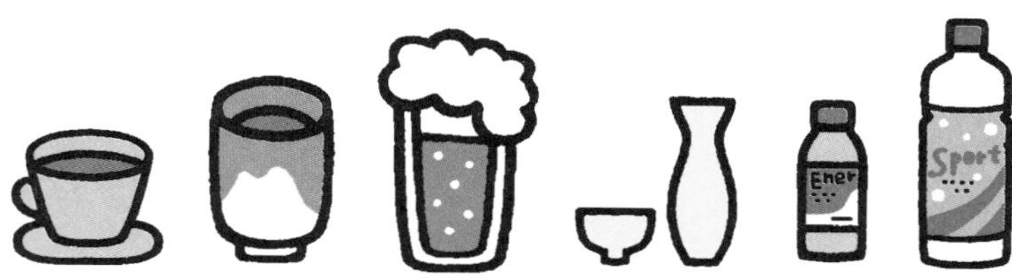

酒精一点点也是ok的？

酒精在孕早期会导致胎儿畸形，孕中期以后可能会引起宝宝发育延迟、中枢神经障碍等问题。所以建议孕期全程禁酒。可以饮用无酒精饮品。

充足补充水分比较好？

勤补水可以促进血液循环、让大便柔软、促进代谢、缓解疲惫、通过排尿排出废物等，有很多优点。但是一次性摄取过多，又会给胃和肾带来负担。

这才是正确答案！推荐孕妇饮用的饮品

身边的饮品，推荐白开水、大麦茶。矿泉水也可以让身体摄取必需的矿物元素，所以也不错。因季节不同，虽然也可以喝冰的饮品，但还是白开水、温大麦茶让人放心。有妊娠反应时，须补充电解质，建议饮用功能饮料，但是糖分很多，所以妊娠反应结束后就要控制。清凉饮料也含有很多糖分，要多加注意。黑豆茶、苦瓜茶、荞麦茶、杜仲茶、蒲公英茶、甜茶都是无咖啡碱的，也有促进血液循环的效果。可以在手边准备几种，根据不同心情选择饮用。

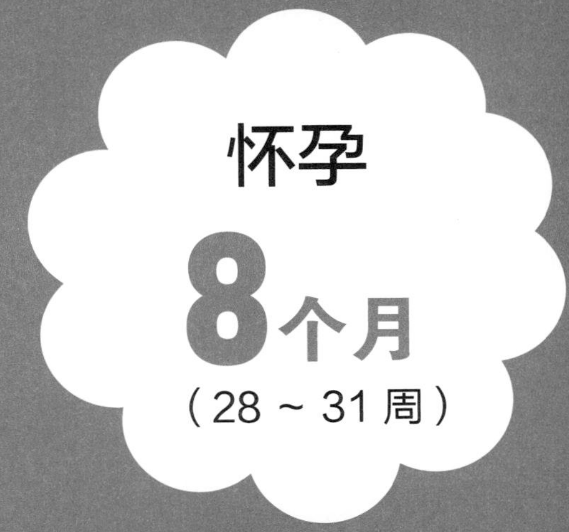

这一时期的情况

宝宝

- 视觉、听觉等五感发育，脑部褶皱也慢慢增多起来。
- 男宝宝的睾丸开始向着阴囊方向下移。
- 此前主要是由肝脏造血，现在这一角色被骨髓替代。
- 宝宝以 20 ~ 40 分钟的循环间隔睡睡醒醒。

妈妈

- 容易疲倦和出现水肿。如果睡一觉休息后也无法消肿的话，请前往医院就诊。
- 准备休产假的妈妈，可以开始进入工作交接的流程了。
- 肚子向前挺出，重心转移。开始难以看到脚下，所以上下楼时要注意台阶。
- 羊水量这周达到顶峰。从现在开始到出生前会慢慢减少。

给爸爸的留言

孕妇在身体里养育下一代，这件事比想象中还要有负担。孕妇肚子挺出后会被腰痛所烦恼，大腿根会痛，各种小问题会连续出现。

这时最让人感激的就是丈夫的按摩了。丈夫之手是有魔法的手，丈夫轻柔抚摸也会让孕妇放松舒适很多。

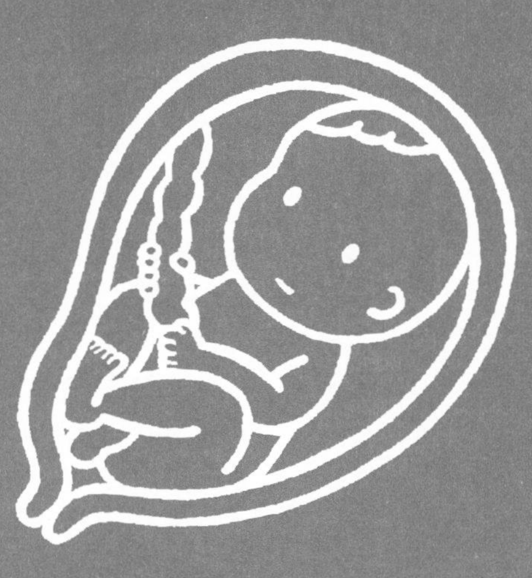

8 个月

28 周

第 182 ～ 188 天

宝宝身体长出脂肪，变得肥嘟嘟起来。

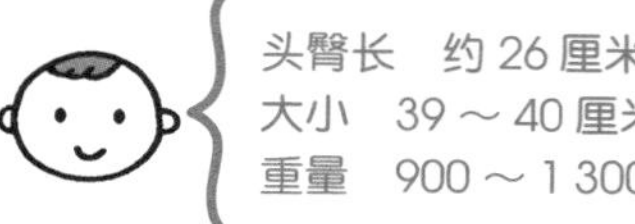

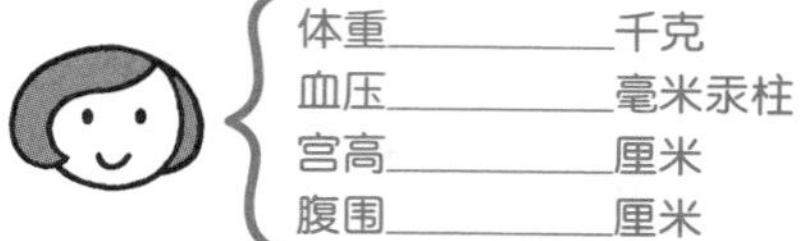

28 周 0 天 第 182 天 距预产期还有 84 天

从这周起的 3 个月，宝宝要储存白色脂肪。这和第 17 周开始形成的会发热并能在寒冷环境中保护宝宝的“褐色脂肪”不同。长了白色脂肪以后，宝宝的身体就会圆润起来，更像个宝宝的样子。宝宝肌肉很少，皮下脂肪包围全身，显得非常柔软。

现在的子宫底位于肚脐以上 3 指处，在第 35 周之前子宫会继续长大。会容易变成挺着肚子的姿势，但是为了预防腰痛要尽可能站直。36 周后子宫开始下移，身体会变轻松一些。如果有反酸等不适症状，可以减少饮食量、增加饮食次数。

28 周 1 天 第 183 天 距预产期还有 83 天

肺部血管十分发达，已经可以交换二氧化碳和氧气。肺泡表面活性物质（帮助肺泡膨胀的组织）分泌，肺部呼吸的准备正在有序进行。在大脑的指令下，自发呼吸和体温调节也能正常进行。宝宝正在做着可以在子宫外存活的准备。

孕期容易水肿是因为体内的水液平衡被打破。液体从增加的血液中渗出，就会作为水分停留在皮下组织。水分无法顺利排出，就会形成水肿。如果盐分摄取过量，水分也容易留在体内，所以可以减少外出就餐等，留心控制盐分摄入。

28 周 2 天 第 184 天 距预产期还有 82 天

刚开始，男宝宝的睾丸位于肾脏附近。2 个月以来宝宝的睾丸一直向着阴囊下移，并将于 2 ～ 3 周后被完全纳入阴囊。女宝宝的阴唇左右隆起，还有 1 个月完成。虽然男女宝宝的生殖器官发育经历了不同的过程，但将在同一时期完成。

孕晚期每天所需要的热量比孕前高 500 千卡，相当于 2 碗饭的能量。因为宝宝要长大，所以重要的是摄取优质蛋白质，用于满足肌肉、细胞、脏器发育。如豆腐、大豆、牛肉等，可以一起摄入植物性蛋白质和动物性蛋白质。

28 周 3 天 第 185 天 距预产期还有 81 天

承担着血液循环作用的心脏成熟起来。通过超声波观察心脏，可以看到心脏分成了右心房、右心室、左心房、左心室四个“房间”。通过超声波还可以观察到宝宝练习呼吸的样子。可以看到羊水被吸入肺部随横膈膜运动。宝宝身体运动活跃，现在头部位置还没有最终确定。

这个时期妈妈已经适应胎动了。如果肋骨被宝宝踢到，有时也会想“这是宝宝的脚吧”。可以和丈夫一起抚摸肚子或者把宝宝胎动的消息告诉他。这一时期也可以知道宝宝打嗝。一边想象宝宝的样子一边和宝宝说话吧。

28 周 4 天
第 186 天

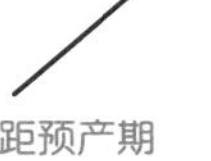

距预产期
还有 80 天

人体携带“抗体”，可以抵御细菌和病菌入侵，保护身体。在数种抗体中，免疫球蛋白 G（IgG）将经由胎盘移动到宝宝体内。宝宝出生后，抗体还会经由初乳和母乳到达宝宝体内。这些抗体可以保护宝宝在出生后 6 个月之内不受疾病的侵害。

8 个月后肚子容易发胀。支撑子宫的韧带被拉扯，或者肌肉受某种刺激紧缩也会感到肚子发胀。但为了分娩，子宫收缩的准备也即将开始，所以还是休息一下再观察发胀情况是否有所好转吧。如果有出血、腹痛或者规律性发胀，那么就有早产的可能性，请及早就医。

28 周 5 天
第 187 天

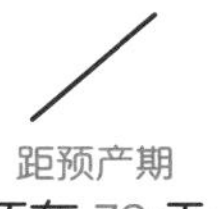

距预产期
还有 79 天

宝宝可以自己眨眼了。子宫中不是伸手不见五指的，当妈妈不穿或穿很少衣服时日光和灯光会照进子宫，宝宝就能感知到光亮。随着大脑的发育，还可以感知到光线的变化。30 周后，视网膜内血管生成。如果运气好，还可以通过超声波看到宝宝眨眼睛。

怀孕后血压升高的情况，被称为妊娠高血压综合征，有时还会伴有蛋白尿。虽然不知道原因，但是肥胖或者过瘦的人，原来就有糖尿病或者肾脏病的人，患病的可能性很高。如果体重突然增加，手、脚、脸部出现水肿，视力下降或是头疼眼肿的话，要立刻就医。

28 周 6 天
第 188 天

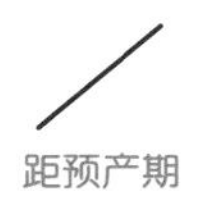

距预产期
还有 78 天

触觉是在感觉功能中最早发育的。特别是手指很敏感，通过吮吸手指把触觉传达给大脑，大脑就能发出让手指运动的指令。宝宝让“触觉一大脑一运动一大脑”的神经回路发育。现在宝宝就可以感知到肚子里的温暖，也具备了痛感。

这一时期上厕所的频次增多，也变得容易漏尿。经常去厕所让膀胱放空吧。如果有残尿感、排尿时疼痛、尿液白浊等症状时，就可能是得了膀胱炎。觉得有异时，要在症状加剧或恶化前咨询医生。

写你所想备忘录

安心贴士㉕

肚子发胀如何处理

如果肚子频繁发胀，有的妈妈就会担心这是阵痛的前兆。即便是因为工作繁忙或逞强让肚子频繁发胀，只要稍做休息就可以恢复的话，就不用太担心。

如果伴随阴道出血，休息也无法恢复正常，出现发胀规则、持续等异常时，请前去就诊。这一时期之后，为了准备分娩，肚子发胀的频率会上升。多休息，不勉强自己是最重要的。

8个月
29周
第189～195天

头发长长了。宝宝也可以分辨声音的高低和大小了。

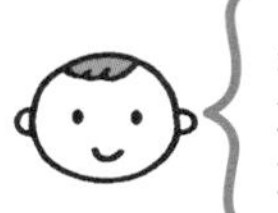

头臀长　约27厘米
大小　约40厘米
重量　1100～1600克

体重______千克
血压______毫米汞柱
宫高______厘米
腹围______厘米

29周0天 第189天

距预产期还有77天

宝宝的身长超过40厘米。此后增长速度会放缓，最后3个月会增长10厘米左右。大脑通过神经系统和身体不同部位进行信息交换。大脑褶皱增多，宝宝出生时的大脑就和成人有着同样形状了。神经细胞数量也将在宝宝出生前增长到和成人的数量基本持平。

不仅仅是腰痛，妈妈也会越来越多地为肩膀酸痛而烦恼。运动不足、手脚冰凉、压力、重心位置的改变等，原因和腰痛相同。难受时可以用热毛巾热敷，或者转动肩膀和脖子做做拉伸运动。上班的妈妈，也可以每1～2小时站起来去一次厕所，趁着这个休息时间即便只是手臂转几个大圈也可以让肩膀轻松很多。

29周1天 第190天

距预产期还有76天

宝宝1天大约要睡16个小时，但并不是一次性的，而是睡20分钟清醒20分钟，并不断重复这一过程。因为大脑发育才会产生这样的规律。如果妈妈作息正常，那么胎儿也会容易形成一个节奏，35周时就会和刚刚诞生的宝宝有着相同的睡眠节奏了。

早产妈妈的母乳和在预产期分娩妈妈的母乳不同，富含大量脂肪、蛋白质、钙质，是帮助早产儿成长的营养成分。分娩期不同，这些成分也会发生变化，真是让人大吃一惊。妈妈的身体，有着每时每刻为宝宝调配最佳营养的机制。

29周2天 第191天

距预产期还有75天

宝宝身体开始慢慢长脂肪，颜色也呈粉白色了。子宫里虽然变得相当狭窄起来，但宝宝仍旧在子宫里"拳打脚踢"，伸展伸展胳膊、做做回转。胎动时，妈妈的肚子甚至会变形，让你感到惊讶，但这也是宝宝健康有活力的证明。请相信强大的子宫，等待宝宝诞生吧！

晚上睡得好吗？子宫或者宝宝会压迫妈妈的相邻器官，所以也许有些日子会难以入睡。侧着睡或者使用抱枕会稍微舒服点。睡觉前不要想太多事情，建议放松身体多做几次深呼吸。如果可以做到睡觉前2个小时不进食，那么也不会有胃胀，会比较容易入睡。

29周3天 第192天

距预产期还有74天

从5个月开始生长的头发现在已经长长了。头发的长度是有遗传因素的，所以诞生时头发长度各不相同。还有的宝宝在妈妈肚子里时毳毛就脱落了。和身长、体重相同，头发的长度也是有个体差异的，所以不用太在意。不久的将来都会长长的。

做过骨关节的拉伸运动吗？因为生活中多久坐在椅子上，上厕所也从蹲式变成坐式，所以已经远离了锻炼骨关节的生活。可以有意识地盘盘腿，可以慢慢地做相扑的踏脚姿势，让骨关节柔软。请在没有感到疼痛的范围内用力。

29 周 4 天
第 193 天
距预产期
还有 73 天

肌肉伸缩力量发育，神经活动活跃，宝宝已经可以初步控制自己的身体进行运动了。自主呼吸和体温调节功能也已经趋于完善。羊水量达到 800 毫升，现在就是顶峰。和身体慢慢长大相对，羊水将会慢慢减少。

妈妈大肚子的照片，对孩子而言，是包含着浓浓温情的。如果告诉宝宝怀着她（他）时的想法和期待她（他）出生的雀跃时，宝宝也会体会到自己是被珍视着的。如果到现在都没有照过相的妈妈，那么不管是以什么形式一定要把怀孕期间的事情记录一下。

29 周 5 天
第 194 天
距预产期
还有 72 天

肚子变大后腹壁和子宫壁会变薄，更容易听到外面的声音。外面的光也会更加容易到达宝宝的眼里。宝宝有时会因为突然的高分贝声音或者光亮而做出让人大吃一惊的动作。宝宝开始可以明白声音的高低和大小了。

被判定为妊娠高血压综合征的血压标准为收缩压 140 毫米汞柱、舒张压 90 毫米汞柱。肾功能如果低下，蛋白质也会更容易流失。通过静养、控盐、低热量的食疗和孕期可以使用的降压药治疗观察一段时间。如果情况不理想的话，根据宝宝的情况决定马上分娩也是治疗措施的一种。

29 周 6 天
第 195 天
距预产期
还有 71 天

宝宝在不久前开始知道了甜、苦的味道。还有一个珍贵的实验数据显示：如果把羊水弄成甜味，宝宝就会喝得很多。也许是因为身体需要葡萄糖，所以宝宝才喜欢甜味。这一周，体重达到 1 300 克左右。双顶径变成 75 毫米，股骨长达到 50 毫米。

因为未来要分泌母乳，是不是有越来越多的人感觉到乳房在变大？因为乳腺正在为母乳哺育做准备，所以如果穿很紧的胸罩和内衣，乳腺就不能充分发育。至少在自己家，可以松开胸罩或者穿戴无钢圈的孕妇胸罩。

写你所想备忘录

安心贴士 ㉖

白带的颜色和味道

孕期的白带是显示子宫状态的重要标志。白带在孕期变白、量增大。阴道和子宫颈会分泌黏性较强的分泌物，预防感染。

平时白色的白带，如果像脓一样黄绿有异臭，那么就是细菌性阴道病；如果瘙痒的话就有可能是念珠菌性阴道炎；如果白带呈咖啡色，阴道或子宫内有出血的话，也有可能是先兆流产的征兆。可以和腹痛等其他症状一起，每天观察，如果有异样，请立即去医院就诊。

8 个月

30 周

第 196 ～ 202 天

打算回老家生孩子的妈妈可以早点定好返乡的计划了。

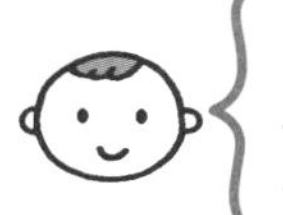

头臀长　约 27.5 厘米
大小　41 ～ 42 厘米
重量　1 200 ～ 1 700 克

体重＿＿＿＿＿＿千克
血压＿＿＿＿＿＿毫米汞柱
宫高＿＿＿＿＿＿厘米
腹围＿＿＿＿＿＿厘米

30 周 0 天
第 196 天
距预产期 还有 70 天

脐带变粗变硬了。最后宝宝的脐带会宽 2 厘米，长度达到 50 ～ 60 厘米。宝宝经常在肚子里摸摸脐带，把脐带绕在自己身上玩。因为脐带是有弹性的，所以不会绑得很紧，但如果因为胎动很少而担心时，可以找医生咨询。

第一次生孩子，是不是会对医生告诉你宝宝的样子和自己身体的每一个变化都很在意呢？如果因为担心而上网搜索的话，有时反而会因为信息太多而不安。可以简单记录一下担心事项，希望可以在下一次产检得以解决。不要被纷繁的信息所左右而出现混乱。

30 周 1 天
第 197 天
距预产期 还有 69 天

在宝宝的大脑里，神经细胞增多的同时，也在继续制造神经回路。回路这时已经发育得和新生儿一样了，神经把身体感受到的刺激传达到大脑。宝宝现在也有了记忆。宝宝会记住在肚子里的这段时间内发生的事情吗？真的很想问问他们哦！

脂质中大部分是“磷脂”。而 DHA 是“磷脂”的构成要素，并占绝大部分。在这 3 个月间妈妈吸收的营养会被宝宝的身体组织吸收。

30 周 2 天
第 198 天
距预产期 还有 68 天

随着宝宝身体长大，子宫内部会变得狭窄起来。现在的 800 毫升羊水量是孕期中的最高值。如果换算一下，那么就相当于一般浴缸水量的 1/10。是不是会觉得有点少呢？宝宝不浪费能量，蜷曲着身体抱着膝盖在羊水里舒适地等待着。

这一时期很担心宝宝会胎位不正。在 27 ～ 30 周，10 个人中有 1 ～ 3 个人会胎位不正。但是 32 周之后，又有 80% 的宝宝会自然而然自己转回去。在仿佛倒置的梨的子宫中，也许宝宝本能地知道身体中最重的头朝下才是安稳舒适的。

30 周 3 天
第 199 天
距预产期 还有 67 天

肝脏造血量减少，基本都是由骨髓造血。肝脏造血在宝宝诞生前停止，其后只由骨髓造血。怀孕 4 ～ 5 个月时是由肝脏造血。虽然在 6 个半月时完成了使命，但是因为制造血液的信息还残留着，所以成人后肝脏也可以临时造血。

走路时有没有差点绊到脚？因为越来越难看到脚了，所以一定小心不要摔倒。为了做好分娩的准备，身体的关节也变松弛。上下楼梯时要抓紧扶手。进行散步或游泳等运动时，要保护好身体再慢慢地运动。

30周4天
第200天

距预产期
还有66天

宝宝身体每天都在长大，但即使是在日益变窄的子宫里，宝宝也很善于找到使自己最舒服的姿势。比如蜷缩身体让下巴搭在身体上，弯起腿让脚在胸前交叉等。还可以看到很多成人难以做出的姿势，都是只有宝宝的柔软身体才可以完成的难度动作。

“可以顺利分娩吗”“会分泌母乳吗”“可以成功育儿吗”，当临近分娩，也许就会涌起各种各样的不安。这是内心想要成为母亲的表现，是一种非常自然的心情。大部分不安都会在那一天到来时消失，等妈妈们再次意识到时，大多都已经是非常靠谱的妈妈了。

30周5天
第201天

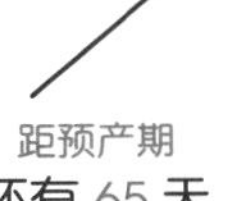

距预产期
还有65天

内脏正在为适应诞生后的生活做准备。不再担负造血职责的肝脏，开始发挥其储藏血液的功能。负责宝宝水分循环的肾脏，过滤功能提升。帮助肺泡膨胀的表面活性物质的分泌也增加，2周后肺功能发育完全。

妈妈输送过来的葡萄糖让宝宝成长。妈妈为了把体内的葡萄糖运送到宝宝体内，就要让糖代谢变快。同时相对的是，妈妈的身体感觉到糖分的不足，会比平时更渴望甜的食品。好像也会有讨厌甜食的人变得想要吃甜食。不过以防万一，还是要防止能量摄入过多。

30周6天
第202天

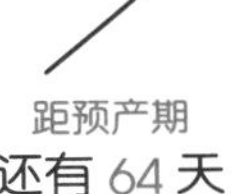

距预产期
还有64天

皮下组织出现，身体开始圆润起来。骨骼基本发育完成，因为肌肉、神经系统的活动变得活跃起来，宝宝开始可以做一些小动作。时而睁合眼睑，时而也会摇摇头。通过超声波也许可以看到宝宝的比上次肉多一点的小脸蛋。

打算回老家生孩子的妈妈，考虑到旅途对身体带来的负担，可以及早定好返乡的计划了。特别是如果要乘坐飞机，要和航空公司确认孕妇可以乘坐飞机的怀孕月数。因为飞行会有气压的变化、氧气浓度下降等问题，所以还是告知航空公司怀孕的情况，并且和亲人一起乘坐才会让人放心。

写你所想备忘录

安心贴士㉗

如果小腿抽筋

小腿肚突然被疼痛袭击的“抽筋”，最常发生在熟睡的过程中，经常让人措手不及。抽筋是肌肉的痉挛，是无意识的肌肉收缩后不放松的状态。

如果抽筋，用拇指在小腿肚上向着膝盖方向刮动，伸展小腿肚。如果因为肚子太大不好操作时，可以让丈夫帮忙。不要揉或者捶打肌肉，一边伸展小腿肚一边等待，就会自然缓解。

我的骨骼已经很结实了哦！ 宝宝的悄悄话

8 个月

31 周

第 203 ～ 209 天

宝宝会在子宫中找到一个舒服的位置。

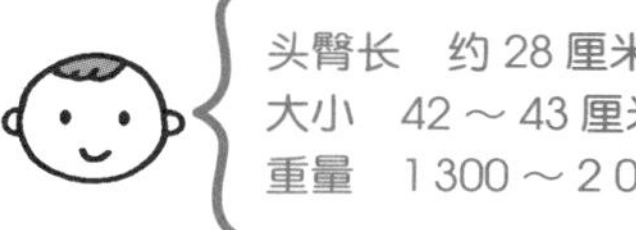

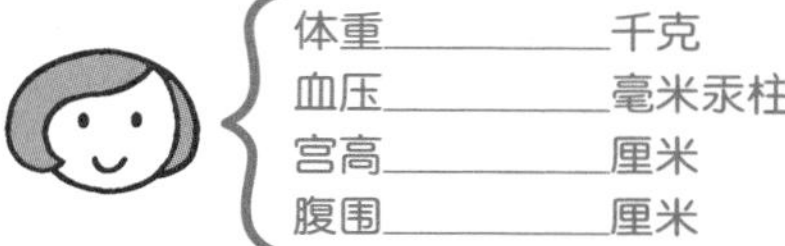

31 周 0 天 第 203 天 ／ 距预产期 还有 63 天

这周宝宝的身长达到 42 ～ 43 厘米，体重达到 1 700 克左右。白色脂肪占体重的 3.5%，身体丰盈起来。皮肤也变得光滑。一直在长长的小手指连指尖都变长了。头的大小（双顶径）达到 77 毫米，大腿的长度（股骨长）达到 56 毫米。

子宫变大，横膈膜都被子宫挤了上去。少许的动作都会让妈妈们喘不过气来。所以工作和家务中要有休息时间。这个时期每分钟的心跳数也是孕期中最多的。疲惫的话，请躺平反复深呼吸 4 ～ 5 次。4 周后，宝宝会下移到骨盆下方，妈妈就会慢慢变得轻松起来。

31 周 1 天 第 204 天 ／ 距预产期 还有 62 天

到现在为止宝宝都是自由活动的，但是宝宝很快就要在子宫里确定自己的位置。越来越多的是头向着骨盆的方向，折叠的脚和屁股在上方的“胎儿姿势”。担心胎位不正的妈妈，要做好身体保暖，身体左侧向下躺平的话，宝宝容易恢复到正常位置。

产前休假的制度各单位不同。如果是产假，和雇佣的方式无关，根据《劳动法》规定预产期向前 15 天即可休假（我国产假规定请参阅相关法律条文）。有些公司允许怀孕 28 周之后根据医院提供的证明可以休产前假。不管怎么样，请开始继续做准备吧。

31 周 2 天 第 205 天 ／ 距预产期 还有 61 天

昏暗时宝宝会闭上眼睛，光亮强时宝宝也会闭上眼睛。这是因为宝宝的瞳孔开始有对光反射了。宝宝对光亮十分敏感，经常有宝宝在诞生的瞬间就会眯上眼睛。和子宫中相比，产房或者是窗边的光亮对宝宝而言一定是让他（她）感到吃惊和刺眼。

外出时以防万一，要随时随地携带医保卡和医保病历本，虽然距离预产期还有 2 个月，但是也不能排除会突然出现的破水、出血、阵痛等无法预计的事态。最好事先写好医院和丈夫的联络方式，这样可以在紧急情况下得到救护。

31 周 3 天 第 206 天 ／ 距预产期 还有 60 天

宝宝的五觉全部都发育起来。和五觉相连的神经也和大脑良好地联络着。因为在妈妈肚子里时，感官功能的使用范围还是受限制的，所以等出生后受到刺激会加速发育起来。现在和宝宝讲话对于听觉的发育也很重要。

产后的生活准备进展得顺利吗？包括宝宝的房间准备、生活必需品的购买等，无论宝宝哪天降临都不会手忙脚乱才会安心。出院后妈妈们需要竭尽全力休养身体和适应有宝宝的生活。如果没有亲人可以帮忙，还是要事先就请丈夫帮助做家务才会比较放心。

31 周 4 天
第 207 天
距预产期
还有 59 天

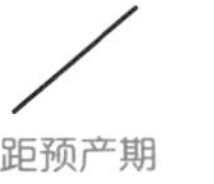

随着宝宝的成长羊水会减少，最终会降到 300 ～ 500 毫升。如果羊水持续过多，宝宝比较容易自由活动，分娩前宝宝就有可能胎位不正。羊水量的减少也是分娩的一个准备。妈妈的激素把羊水量控制在一个正好合适的数值上。

大肚子让日常生活中的动作也变得困难起来了吧。特别是在抱大孩子时，要尽量分散力量，不要让腰部和腹部有负担。购物时，最好在周末让丈夫陪着一起。不要对自己的身体状况盲目自信，请好好照顾自己。

31 周 5 天
第 208 天
距预产期
还有 58 天

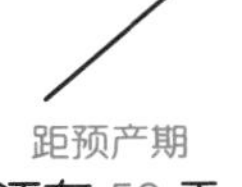

大脑继续发育起来，快速眼动睡眠（REM）和非快速眼动睡眠（NREM）模式形成。睡觉时眼睛闭合，清醒时眼睛睁开。因为是在羊水中的关系，所以嗅觉会在宝宝诞生肺呼吸形成后快速发育起来。宝宝的身体开始慢慢接近四头身。

想着还是以后的事情，但是时间却会飞逝而过。今后肚子还会越变越大，所以趁现在提前做好住院准备吧。医院有给必需品的清单吗？可以把必需品分成几类，比如重要的、住院后要使用的、产后要用的、出院时要用的，这样容易准备齐全。

31 周 6 天
第 209 天
距预产期
还有 57 天

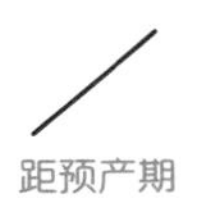

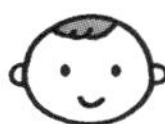

宝宝现在的体重目标是 1 700 克，但是推算值也有很大的个体差异，所以宝宝的体重可能为 1 300 ～ 2 000 克。骨骼变硬、变得坚固。随着大脑的发育，颅骨也从内侧开始一点点增大。现在头双顶径达到 77 毫米，分娩前会达到 90 毫米。

宫高达到 26 ～ 30 厘米，最高时会达到肚脐和心窝之间的位置。是不是只是站着也会感觉到疲惫了？这是支撑子宫的骨盆底肌疲劳的信号。躺平休息的话，前往胎盘的血液循环就会变得流畅，氧气和营养也会充分运送到宝宝体内。

写你所想备忘录

安心贴士㉘

如果宝宝胎位不正

数据显示：胎位不正发生率在 28 ～ 31 周约为 80%，在 32 ～ 35 周约为 65%，但会自然恢复正常。最后胎位不正只会占 3% ～ 5%。通过调整姿势、针灸等让宝宝旋转过来的方法，可以试一试。

如果宝宝的脊柱在妈妈肚子的右侧时，那么妈妈左侧朝下侧卧；如果相反的话，那么妈妈右侧朝下侧卧，宝宝的头部就容易朝着骨盆下方旋转过来。针灸的穴位是在内脚踝上方 4 指的“三阴交”穴和脚底的“涌泉”穴以及小指的“至阴”穴。

我有睁开眼睛做视力练习哦！ 宝宝的悄悄话

一张让你放心的分娩必备品清单

住院和迎接宝宝的准备正在进行吗？怀孕期间状态也会发生突变，所以尽早准备好会比较放心。

住院时

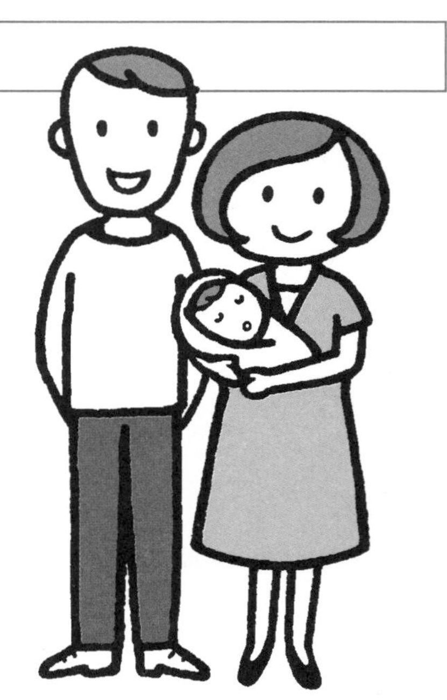

和医院的清单进行比对

住院时，需要的东西因医院不同而不同。可以看看医院给的清单，剩下一些必需品可以参考下方的清单。行李可以分成两部分：一部分是装文件、钱包等贵重物品的手袋，一部分是放住院时以及产后所需物品的大一点的包。除去以下记载的物品，还有在阵痛时可以按摩穴位缓解疼痛的网球和高尔夫球。再比如流汗时擦汗用的毛巾，长的可以弯曲的吸管，如果有水杯用吸管的话，补充水分就会更方便。寒冷季节时，暖宝宝也是重要物件之一。

□ 睡衣、换洗衣服

便于哺乳的开衫是最基本的。因为会出汗或者弄脏，所以分娩中要准备 3 套才比较放心。

□ 短裤

产后会使用产褥短裤。也可以使用大一点的生理用短裤。

□ 洗漱品

准备一些平日常用的牙刷、洗脸用品、化妆水、乳液等。如果有发圈会很方便。

□ 拖鞋

室内拖鞋的话，比起要用手穿脱的鞋子，还是推荐方便穿脱的。

□ 外套

医院的空调设备各种各样。还是要准备外套做好防寒工作。

□ 胸罩

哺乳时可能会弄脏，所以要准备 2 ~ 3 个。要准备那种不会束缚上围，比较宽松的。

□ 毛巾类

有的医院是不需要自己携带毛巾的。但如果有浴巾、洗脸巾、擦手巾会比较方便。

□ 纱布、手绢

擦宝宝嘴边和乳头时使用。住院前要先清洗干净。

□ 洗衣剂

这一项也根据医院不同。如果医院有洗衣机，可以带 1 ~ 2 次分量的洗衣剂。

□ 书籍等

可以在小手袋里带好医保卡、医保手册、住院申请书、便笺纸、文具等。

出院时

根据路程，也要准备哺乳服、尿布

出院时必需的是妈妈和宝宝的衣服、尿布等。如果需要在路上花费时间，那么最好要有能够哺乳的衣服。宝宝的衣服可以准备平常穿的，但如果想要让宝宝穿礼服，想要有一种庆祝的气氛时要提前准备。驱车返回时，要准备宝宝安全座椅。因为不知道何时何地会发生事故，所以一定要准备，也可以租借。

☐ 妈妈的衣服

因为肚子还很大，所以要准备比较宽松的衣服，也可以准备孕妇装。

☐ 宝宝的衣服

内衣和礼服都准备一套。礼服穿在内衣外面。

☐ 尿布

准备好新生儿的纸尿布。根据路程准备几个会比较放心。

☐ 包被

保护宝宝不受阳光和寒冷的侵袭。厚的浴巾也可以。

☐ 安全座椅

出院时如果要用车，一定要准备宝宝的安全座椅。把安全座椅在车上装好，认真研读说明书。

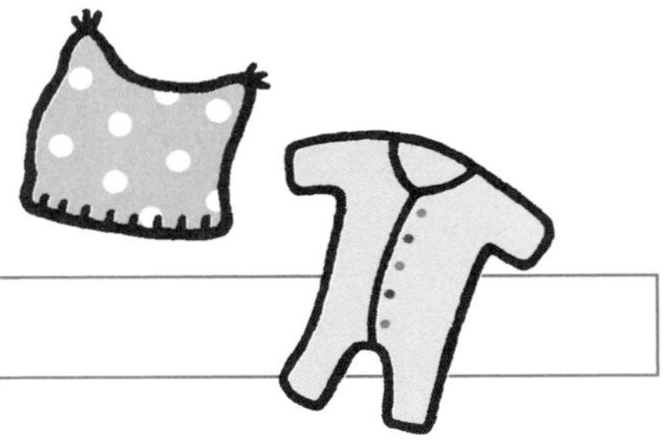

出院后（宝宝用）

婴儿用品只需要准备最低限度的必需品

很多东西可以之后再购买，所以在这里仅介绍最低限度的必需品。为了应对宝宝把衣服弄脏的情况，可以准备几套换洗衣服。最开始的第 1 个月，妈妈和宝宝大多是躺在床上的。所以也不用急着买婴儿车。因为有的宝宝很少睡、经常哭，所以要经常抱。可以事先商讨购买宝宝背带、无环背巾事宜。

☐ 内衣

根据季节和气候不同，需要准备的数量不同。最开始准备 4 ~ 5 件即可。不够还可以再买。

☐ 尿布

要准备新生儿用纸尿布。也可以准备布尿布 20 ~ 30 块和尿布固定带 3 ~ 4 条。现在也有布尿布和固定带一体的。

☐ 宝宝擦屁股湿巾

有适合宝宝皮肤的，也有不适合的。所以可以准备 1 ~ 2 袋，其他以后再买。

☐ 沐浴产品

准备宝宝用的沐浴露、肥皂、浴缸温度计、棉棒、指甲剪、纱布和宝宝专用浴巾等。

☐ 被子

与季节无关，被子和被套是成套贩卖的。在必要时，可以准备毛巾被或防尿床的防水被单。

☐ 哺乳用品

准备最低限度必需的哺乳防溢乳垫即可。如果是奶粉喂养，要准备奶粉和奶瓶清洁工具。

☐ 外出用品

婴儿车、背带、无环背巾等，可以在产后看宝宝的情况再购买。

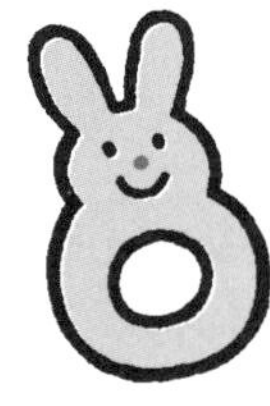

家常饭菜要味道清淡、控制盐分

如果养成淡口味的习惯，不仅对妈妈产后的健康管理，也对宝宝断奶期的辅食制作有益。

如果抓住烹调的诀窍，就可以做出有营养的菜肴

一听到清淡和控盐，就会有“没有味道”“缺少点什么”的印象。但是也可以通过烹调方法从食物中获得满足感。在身体负担巨大的怀孕期间和产后自不必说，对肠胃温和的食物对健康管理也有很大助益。为了避免孕晚期血压上升、有尿糖出现等问题，如果能养成健康饮食的习惯就好了。

此外，生产 4 ～ 6 个月后，也要开始准备宝宝的辅食了。对于肠胃未成熟的宝宝而言最开始应该吃粥、汤、易消化的蔬菜泥等。在孕期就开始掌握发掘食材美味的知识，对之后将要展开的宝宝辅食制作很有助益。

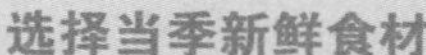

口味清淡却让人觉得美味的做饭秘诀

选择当季新鲜食材

充分沐浴阳光的当季食材就算不用调味料，也浓缩着食材的美味。不同季节的蔬菜会有不同的保持身体健康的作用。市面上也流通着很多冷藏蔬菜，但还是请选择刚摘好的当季蔬菜吧。

聪明偷懒的诀窍

当季蔬菜因为新鲜且味道重，所以其特征就是生吃也很好吃。择洗净后切成细长的蔬菜棒或者切好后用盐入味就是一道菜了。可以享受一下蔬菜最本真的味道。

熬好汤汁

放入干制鲣鱼、杂鱼干、海带、干菇等熬好汤汁。使用这样的汤汁，就算不放调味料，料理也会有很好的味道。从多种食材中获取汤汁，可以让汤汁的味道有更深的层次。用大锅取汤汁并冷藏保存的话，就可以立即用于做味噌汤和炖菜了。

聪明偷懒的诀窍

如果每次认真熬汤汁会很麻烦，可以把干制鲣鱼和杂鱼干用搅拌机搅碎放入茶袋里备用。使用时只要浸泡即可，很方便，也可以使用控盐的汤底或者汤汁的冲泡装。

活用有香味的蔬菜、香料

使用芥末、姜、紫苏、洋葱等有香味的蔬菜，饭菜中就会有味道的变化。胡椒等香料香味也很重，也会使饭菜的味道有层次。使用柠檬、酸橘、欧橘、柚子等也是让酸味出现的一种方法。可以在考虑饭菜风味的平衡时来使用。

聪明偷懒的诀窍

真空干燥品、瓶装的香味蔬菜精华浓缩液使用起来都比较便利。香料如果有不同种类也不会腻烦。也可以在阳台或天井里养一些香草，紧急关头用起来也很方便。

调和各种味道

不仅仅是一种食材，如果可以使用多种食材，就可以让饭菜的味道和口感复杂有层次，就不用再依赖调味料也可以做出美味的菜肴了。此外，只要让一道菜入味，那么就算其他饭菜口味清淡也会让满足感上升！添加的食材也会让营养价值上升，是一举两得的办法。

聪明偷懒的诀窍

组合使用多种食材的话，无论如何都会延长处理的时间。因此，可以把切好的蔬菜分成小份稍微过火后冷冻，就可以减少下一次做菜时的麻烦了。

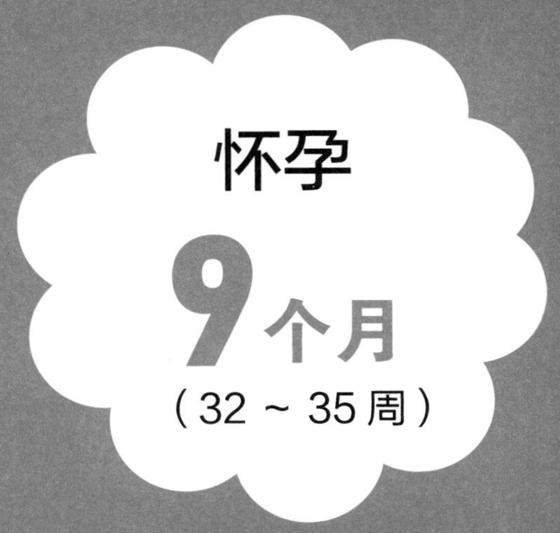

这一时期的情况

宝宝

●肺功能发育完成。

●头发、指甲长长。皮下组织增加，宝宝发育越来越成人形了。

●大脑中掌控记忆的神经中枢发育起来。开始可以记忆妈妈的声音和身体组织的声音。

●脸部肌肉发育，脸颊上也长肉了。可以含着手指进行喝奶前的练习了。

妈妈

●子宫颈管开始慢慢变软。要避免过劳和压力，预防早产。

●如果身体状况好的话可以进行哺乳按摩了，入浴后进行效果最佳。

●胎动变得激烈，有时晚上会不易入睡。有的妈妈会因为胎动而肋骨痛。

●打算回老家生孩子的妈妈要在34周前动身。

给爸爸的留言

这一时期，宝宝所在的子宫收缩，妈妈会越来越多地感觉到腹胀。这种腹胀是分娩的准备。如果稍做休息后可以恢复就不用担心。如果频繁发生，请爸爸多留心，可以帮妈妈拿拿行李、分担分担家务等，哪怕让妈妈身体减少一丝负担。再过1个月，就可以看到可爱的宝宝了。

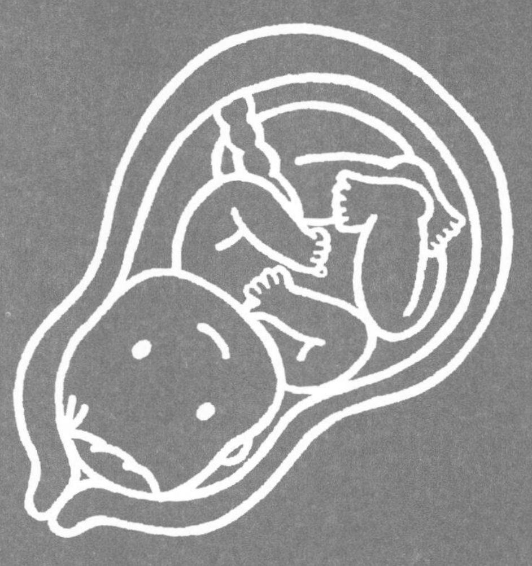

9 个月

32 周

第 210 ～ 216 天

这个月宝宝体重每周增加 200 克，越来越显得肉嘟嘟的。

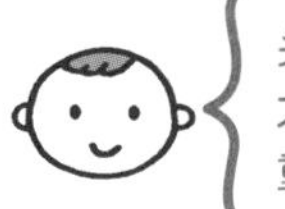

头臀长　约 29 厘米
大小　41 ～ 42 厘米
重量　1 500 ～ 2 200 克

体重________千克
血压________毫米汞柱
宫高________厘米
腹围________厘米

32 周 0 天
第 210 天
距预产期
还有 56 天

这个月，宝宝的体重每周增加 200 克。考虑到宝宝 5 周要增加 1 000 克，在意体重的妈妈可能会背后一凉，但事实上考虑到宝宝的增重部分，只要不是体重极度增加就可以了。在身体内储藏的脂肪保护内脏、储存能量，对身体而言是非常重要的。

今天就是第 9 个月了。想着“肚子会不会变得好大呢”“可不可以察觉到胎动呢”的时候，是不是很让人怀念啊！身体为了分娩而慢慢地变化着。子宫颈管开始变软，白带量也在增加。要一直注意观察白带的情况，比如有没有混着血等。

32 周 1 天
第 211 天
距预产期
还有 55 天

上个月开始完善的体温调节功能一天一天地成熟起来。与气温无关，为了将体温保持在一定温度，人类大脑的下丘脑控制着体温。在下丘脑有体温调节中枢，当气温信息到达就会下达提高或降低身体温度的指示进行调节。2 周后功能发育完成。

把手放在下半身或者腹部上试试看。如果妈妈身体温暖的话，子宫内胎盘的血液循环会保持流畅，到达宝宝身体的氧气和营养会更充分。现代人过着空调生活以及时尚的影响等，身体容易变得畏寒。产后也要继续保持下半身和腹部的温热习惯，打造不容易生病的身体。

32 周 2 天
第 212 天
距预产期
还有 54 天

宝宝的身体持续在做着用肺呼吸的准备。再有 2 周左右，肺功能就要发育完成。肺呼吸是这样一个机制：在妈妈肚子里期间，肺部充满着羊水，通过产道的时候会被挤压出来，出产道后在最初的一口呼吸下所有的肺泡一起膨胀起来。因此，通过狭小产道也有着重要意义。

这一时期妈妈的肚子大到让你难以置信，肚皮竟然可以变得这么大。肚脐是什么样的形状？长长了还是凸出来了？这也是孕期中的一个回忆。可拍照留存，等宝宝出生长大后一起欣赏，告诉他（她）妈妈的不容易。

32 周 3 天
第 213 天
距预产期
还有 53 天

到现在为止，宝宝都在通过吞咽羊水进行使用消化器官的练习。说是这么说，但只有羊水通过肠胃，宝宝出生时消化道还是未成熟的状态。宝宝诞生后一边喝母乳一边慢慢提升消化道运作功能。消化器官发育成熟所需的时间是 3 年。出生后 6 个月宝宝都已经开始进食时，消化功能也仍旧在发育。

怀孕期间身体中血容量增加，其中增加尤其多的是血浆。就像前面提及的一样，因此容易贫血。如果妈妈贫血，肚子里的宝宝也会贫血，出生后铁不足也会持续。被处方补铁剂的妈妈要严格按照要求服用，也可以从食材里吸收铁，以防贫血。

32周4天
第214天
距预产期
还有52天

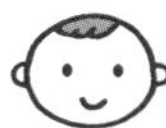

在肚子里的宝宝有快速眼动睡眠和非快速眼动睡眠两种形式。前者是大脑持续活动的睡眠，后者是大脑休息的睡眠。虽然做梦时是前一种睡眠，但不知道宝宝会不会做梦。梦是和记忆相关的视觉印象，宝宝也许会做感知声音和触觉等的梦吧。

产后还要回归职场的妈妈这时应该开始在意幼儿园的事情了。产后妈妈会因为要照顾宝宝而忙碌起来，所以还是趁现在去幼儿园、托儿所咨询吧。现在很多幼儿园、托儿所都是有要求限制的。开始一点一点收集信息吧。

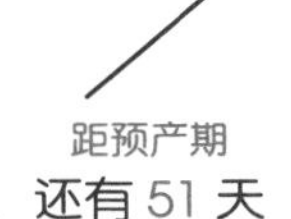

32周5天
第215天
距预产期
还有51天

宝宝身体变大，已经很难再像上个月一样在肚子里自由自在地活动了。但是还是会经常伸展身体和踢腿，所以妈妈的肚子也许每次都会变形到让人吃惊。怀孕前，子宫的容量是10～50毫升，到现在这一数字达到4～5升！竟能变大100倍！子宫的变化真是让人瞠目结舌。

在产前有需要锻炼好的肌肉群，那就是腹肌、腰部肌肉、骨盆底肌3种。锻炼的话，关节会得到舒缓，产道也容易变得柔软。“仰躺立起膝盖，一边收紧肛门，一边抬腰，保持5秒后慢慢放下。”每天进行5～7组，就可以达到适度锻炼的效果。

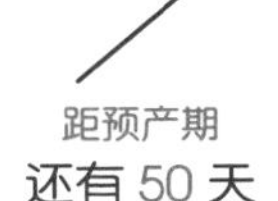

32周6天
第216天
距预产期
还有50天

为了出生，大部分宝宝会把头部移动到下方。据说有九成的宝宝会在产前将头部向下，但是也会有胎位不正出现。因为妈妈骨盆的大小、子宫肌瘤、胎盘的位置等的影响，有的宝宝坐着才会觉得舒服。如果宝宝能够以对他而言最舒适的姿势出生就好了。

迎接宝宝出生的准备工作做得如何？在布置宝宝的生活空间上，是有一些诀窍的。最好在妈妈目所能及的、通风性好、方便打扫卫生的、离收放照顾宝宝工具近的地方。再比如选择在空调送风和直射阳光到达不了的地方。可以和丈夫一起分享你的打算。

写你所想备忘录

安心贴士㉙

家务事可以偷点懒

肚子变大后，很难再像原来一样做家务。因为肚子会容易发胀，所以烧饭、洗衣服、大扫除等家务中，难以完成的可以找丈夫帮忙。

丈夫分担浴室打扫或者用吸尘器打扫等家务，就可以减轻妻子的负担。如果丈夫从未分担过家务，有的妻子会对他的做法感到生气。即使是和自己不一样的做法，也要心怀感恩表达谢意，而不要在意很小的细节。

9个月

33周

第217～223天

可以看到宝宝微笑，但其实不是因为开心。

头臂长 约30厘米
大小 44～45厘米
重量 1 600～2 300克

体重______千克
血压______毫米汞柱
宫高______厘米
腹围______厘米

33周0天 第217天
距预产期 还有49天

可以通过超声波看到宝宝微笑的样子。并不是因为生理上开心才展开笑颜，这是“胞衣笑”。“胞衣笑”在日本还有这样一个传说：保护宝宝身体的胎盘（胞衣）祈祷宝宝在降生后能被喜爱，所以从遥远的地方逗宝宝开心。

很多陪妈妈分娩的丈夫都有这样的感想：“宝宝出生时太感动了”“想要保护家里人的心情变强烈了”等。有加深家庭关系的优点。另一方面，也有的产妇会因为“不想让丈夫看到自己生孩子时痛苦的样子”“血太可怕”等心情而难以做出抉择。虽然是珍贵的经历，但还是两个人商量后做决定吧。

33周1天 第218天
距预产期 还有48天

脐带的血管是被有弹性的果冻状的物质所包裹。果冻状的部分接触到空气就会膨胀，可以防止脐带出血。此外，宝宝出生后开始用肺呼吸，为了不让脐带出血，脐带有被剪了也不会流血的机制，真是很不错的人体器官系统！

骶骼关节变软其实是一个重要的分娩准备。入浴后盘盘腿、拉伸拉伸背部肌肉，养成腹式呼吸的习惯。如果很难让两脚的脚底板正好相对，可以把右腿或左腿各盘5分钟。盘腿有矫正骨盆的功效，产后也请持续下去。

33周2天 第219天
距预产期 还有47天

宝宝的指尖已经长出了手指甲。刚出生的宝宝因为还不会控制肌肉所以无法顺利活动，指甲可能会刮到脸颊。如果指甲长得过长，可以在产后立刻修剪掉。骨骼发育也基本完成，宝宝已经可以适应在子宫外的生活。

要把指甲上的美甲洗掉，把指甲剪短了。万一分娩时变成紧急手术，如果还做着美甲的话，就无法使用要接连在手指上的血氧饱和度测定仪器了，产后长指甲还可能会划伤宝宝柔软的皮肤。美甲可以在宝宝生活稳定后再去享受。

33周3天 第220天
距预产期 还有46天

在妈妈肚子里时，宝宝的眼睛呈接近黑色的青色。之后，接触到阳光后颜色才会变化。亚洲人的眼睛是深茶色或者黑色，基本不会有人在意颜色。但是欧美也有会在意眼睛颜色的地域。特别是在意大利，据说宝石蓝一样的淡蓝色眼睛会让他们喜悦。

有没有在打喷嚏、咳嗽、大笑时发生漏尿呢？在膀胱上方压着总计重达5千克的子宫、羊水、胎盘等。下方的骨盆底肌也因为重量使肌肉力量减弱，膀胱、尿道附近的组织也很不安定。可以参照第101页第215天的练习一边锻炼骨盆底肌，一边勤上厕所。

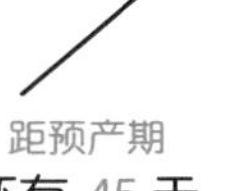

宝宝变大，与其说是浮在羊水中不如说是倚在子宫壁上。也许你会想“是不是会很无趣呢”，但宝宝每时每刻都在子宫里过得很舒适。现在是因为变大所以活动变少的时期，但是1个小时胎动几次就没有问题了。

蛀牙的治疗结束了？产后会因为照顾宝宝而变得很忙碌，所以还没有治疗的妈妈要及早治疗。不要让阵痛时牙痛也一起作怪，还是好好做好口腔护理吧。仰躺这个姿势会变得很难受，所以还是优先安排看牙医吧。

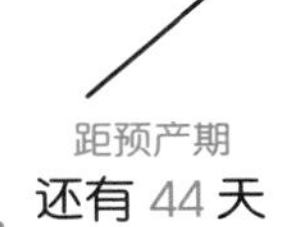

宝宝的免疫系统发育完成。到现在为止都是从妈妈那里获得免疫力，马上宝宝就可以靠自己的力量和细菌、病毒战斗了。在诞生后宝宝所喝的初乳和母乳中含有免疫球蛋白G。这和到目前为止通过胎盘从妈妈那里接受的抗体是一致的。这一抗体可以保护宝宝半年不受感染。

也许有妈妈想继续进行孕前的脱毛护理。但是，怀孕期间肌肤比较敏感，所以最好还是避免激光脱毛。而且孕期因为激素的影响体毛会变粗，也不一定能达到预期效果。还是好好咨询一番后重新计划吧。

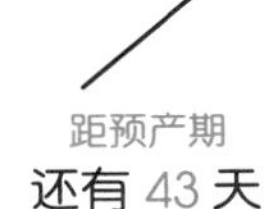

胎脂可保护宝宝。很快胎毛就要开始脱落，胎脂也会减少。出生后宝宝皮肤的厚度只有成人的1/2，皮肤屏障处于很容易被破坏的状态。因为妈妈的激素而分泌的皮脂，也会在2个月过后减少到原来的1/3，因此出生后的宝宝不要忘记保湿护理。

宝宝用品的准备顺利吗？购买到内衣、外套、床单这种直接接触到皮肤的用品时，一定要水洗后再用。因为宝宝皮肤很敏感，所以还是水洗柔软后才更让人放心。洗宝宝的小衣服会让你对宝宝的诞生迫不及待。马上宝宝就可以穿妈妈选的婴儿服了。

写你所想备忘录

安心贴士㉚

怎样做可避免会阴侧切

会阴是指从产道到肛门的部分。有时分娩时会破裂开或者被医生切开。但因为是比较私密的部位，所以大部分妈妈都是希望尽可能不被切开的。

怀孕期间可以按摩会阴，让会阴弹性增加就不易裂开或拉伤了。甜杏仁精油有保护皮肤黏膜的作用，试试在入浴后从阴道到肛门画圈按摩吧。推荐蹲式也可以让会阴伸张。

宝宝的悄悄话：妈妈，谢谢你给我抵抗力！

9 个月

34 周

第 224 ～ 230 天

宝宝的肺功能发育完成！表情也变得丰富起来。

头臀长 约 31 厘米
大小 44 ～ 45 厘米
重量 1 700 ～ 2 600 克

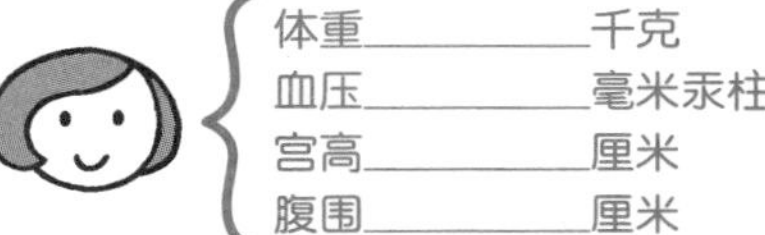

34 周 0 天 第 224 天 / 距预产期 还有 42 天

肺功能成熟到宝宝已经可以在子宫外自己进行呼吸了。消化系统和循环系统也将在这周发育完成。但是体重还只是 2 300 克左右。37 周开始被称为预产期，体重还会再增加 500 ～ 600 克，宝宝整体成熟度还会继续上升。在妈妈肚子里再待一会哦！

体重已经增加 10 千克的妈妈会对之后的增重很在意吧。不要因为分娩近在眼前就放松，一定要既全面吸收营养素又不要摄取过多脂肪。相反如果体重增加 6 ～ 7 千克、增重不理想的妈妈们，要增加饮食的种类、分量、次数，要再加油增重。

34 周 1 天 第 225 天 / 距预产期 还有 41 天

在人体内有两种神经交替活跃维护人类健康。是在身体活动的白天时活跃的“交感神经”和在身体休息的夜间时活跃的“副交感神经”。宝宝的这两种神经也开始能保持平衡了。形成一种活动中把身体获得的刺激传达给大脑，休息时放松将氧气和营养传送至全身的节奏。

还在工作的妈妈可以考虑工作交接了。这之后，可以慢慢地做迎接宝宝出生的准备了。为了肚子里的宝宝需要做到的重要事项是：均衡饮食，多休息，适度运动。

34 周 2 天 第 226 天 / 距预产期 还有 40 天

感觉功能进一步成熟，以“视觉、听觉、味觉、嗅觉”这一顺序，脑干和大脑皮质紧密联系起来。脸部长了肌肉，受到声音、光亮等来自外部的刺激，宝宝会有表情变化、身体动一下等反应。对于大的声响，宝宝也会皱眉。宝宝表情变得丰富，超声波影像也让人愉悦起来。

因为子宫变大压迫到骨盆和周围的血管，所以越来越多的妈妈下半身血液循环会变差。如果穿五指袜可以让脚趾多运动有促进血液流动的效果。压力袜也不错。即使是夏天也注意不要让下半身受凉，坐在椅子上时不要跷二郎腿。推荐多步行。

34 周 3 天 第 227 天 / 距预产期 还有 39 天

男宝宝的睾丸花了长时间从腹部深处开始移动，现在终于被阴囊纳入其中。女宝宝卵巢中的卵细胞也要从 700 万减少到 100 万～ 200 万个。女宝宝在出生前所有卵细胞都会做好准备，但是男宝宝要到青春期之后才会开始制造精子。生殖器也因男女而完全不同。

脚跟有没有痛过？宝宝的头开始慢慢往骨盆下移。头越往下，骨盆越会被压迫，支撑子宫的肌肉被拉伸也可能产生疼痛。因为同一理由，耻骨也有可能产生疼痛。这是这一时期常见的现象，很多不适在使用骨盆支撑带后会有所缓解。

34 周 4 天
第 228 天
距预产期
还有 38 天

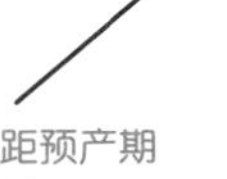

宝宝身体的骨骼有很多缝隙，并不是所有都连接在一起。刚出生的宝宝也是软绵绵的吧。虽然现在骨骼也变硬了很多，但出生后骨骼会更加坚硬，骨骼与骨骼也会连接起来。此前都是柔软的状态，对于通过狭窄产道是再好不过的了。

考虑到路途对身体的负担，也有突然就分娩的担忧，所以打算回老家生孩子的妈妈，最迟这周就要返乡。应该有很多妈妈回到老家就会放松很多。但也不要因此松懈下来吃太多或者运动不足，还是要继续以健康饮食为首。

34 周 5 天
第 229 天
距预产期
还有 37 天

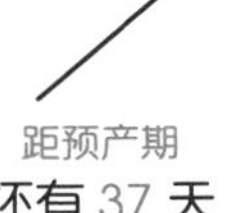

也有不管如何尝试也无法纠正胎位不正的情况。另一方面，也有的胎位不正会在第 35 周自然恢复。如果不能让宝宝翻转过来，也许你可以认为这是在让宝宝保持对于他（她）而言舒适的朝向。无论如何，只要宝宝的状况没有问题，一定会以健康的姿态和妈妈见面的。

应该是开始担心“什么时候生，会怎么生”的时候了。开始分娩的时候——是宝宝想要出来的时候，除去分娩计划的情况以外，医生和妈妈都没有定数。分娩如何开始也是因人而异的。请以“无论何时都可以”的轻松心情待产吧。

34 周 6 天
第 230 天
距预产期
还有 36 天

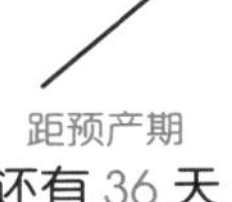

这周宝宝的头部大小（双顶径）达到 85 毫米左右。最终这一大小会达到 90 ~ 95 毫米。这和子宫口能达到的最大尺寸相同。虽然不轻松，却是可以通过的。因为分娩时需要医生的帮助，很容易认为是“让我生”，重要的是妈妈要有“我来生”的想法。

因为子宫变大血管被压迫，在血液循环容易变差的孕晚期，推荐可以增强血液循环的食材。青鱼富含的 DHA 和 EPA 可以促进宝宝大脑发育，能维护血管的畅通，促进血液流动。洋葱中也有防止血栓形成的成分。大麦茶里的大麦也有促进血液流动的功用。

写你所想备忘录

安心贴士 ㉛

怎样做分娩时可以少出血

分娩时会有 300 ~ 500 毫升的出血。大部分是因为胎盘脱落引起的。但如果用力过猛或者宝宝过大，则会让产道受伤，增加出血量。此外，如果妈妈在分娩时是贫血的话，也会容易出血。

从调整日常饮食开始，充分补充铁，增强妈妈的准备力，就可能会顺产，并且仅会少量出血。当然适度的运动、休息都对减少出血有帮助。

宝宝的悄悄话：头正在变大变聪明的过程中哦。

9个月

35周

第231～237天

宝宝的面部肌肉频繁运动起来。

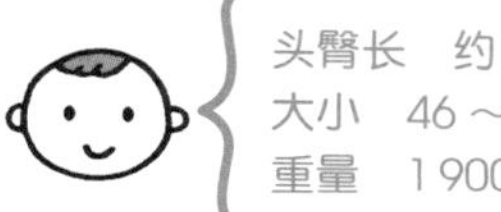

35周0天 第231天
距预产期 还有35天

身长、体重都已经接近出生时的尺寸。身长达到46～47厘米，体重达到2 200～2 300克。考虑到在预产期前宝宝还会增加600～700克，就会有人认为"是不是已经可以生了"，但还要再加油一段时间。

还有1～2周，宝宝会慢慢向骨盆方向下移，被顶压的胃和肺部也会轻松起来。做好住院的准备了吗？是不是想着离预产期还有5周就过得很悠闲呢？但也有可能与预期不同，分娩会提前，所以要准备到无论何时都可以住院的状态。

35周1天 第232天
距预产期 还有34天

作为能量来源的白色脂肪增加，全身会达到8%左右。出生前会达到15%，此后脂肪会成倍增加。因为宝宝通过脐带不断吸收能量、营养，所以曾有人说宝宝可以通过流经胎盘的血液判断出妈妈是不是饱腹。

破水、阵痛，当分娩开始时所有人都会手忙脚乱。有考虑好前往医院的交通方式吗？可提前做好准备。

35周2天 第233天
距预产期 还有33天

至今为止，宝宝都是通过脐带从妈妈处吸收营养的。为了出生后肠胃消化吸收做准备，肠胃功能也要开始运转。话虽如此，这一功能在出生时也是未成熟的。胃肠会慢慢发育，3岁左右消化系统才会发育成熟。

子宫口开始张开时、子宫收缩胎膜脱落时都会出血。这就是所谓的"见红"，有点像在白带里掺杂着少量出血的感觉。但是因为不是有了信号分娩就会立刻开始，还是要再观察的。这和羊膜囊破裂引起的破水不同，不用担心感染。

35周3天 第234天
距预产期 还有32天

大脑通过加深褶皱而扩大表面积。神经细胞也大量增加，细胞开始联系起来。如果此后也是同一发育速度的话，大脑就会长得过大，就不能通过产道了。为了不让宝宝头部大于10厘米，大脑此后的发育速度会变缓。

胎盘在这周达到500～700克，占子宫整体大小的15%～30%。胎盘发育好的话，在子宫中循环的血液也会增加。这一时期，在子宫中聚集的妈妈的血液，实际上占全身血液量的1/6。这也是妈妈集中全力孕育宝宝的证据。

35 周 4 天
第 235 天
距预产期
还有 31 天

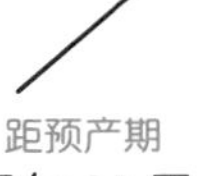

宝宝在肚子里到底会长到多大？这是由基因、子宫内的环境、骨盆的大小决定的。再考虑一下分娩这件大事，那么宝宝配合妈妈肚子的大小成长还是非常合理的。

在阵痛时，羊水是保护宝宝身体不受压力影响的缓冲物。因此，胎盘的血液会不滞后地流向宝宝。破水时，也因为羊水流动清洁了产道。到出生前的最后一刻为止，羊水都是给予宝宝支持的重要物质。

35 周 5 天
第 236 天
距预产期
还有 30 天

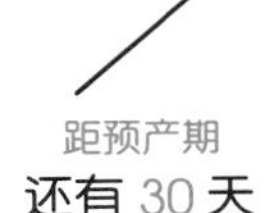

因为可以通过超声波影像经常看到宝宝微笑、愤怒等表情，所以有很多妈妈应该都会对产检很期待。身上的褶皱这周基本消失，脸颊也变充盈。长满全身的毳毛和胎脂也开始减少。宝宝的脚时而会踢到妈妈的肋骨，让妈妈感到疼痛。

如果想着要进行体重管理的话，也许会兴起想要减肥的念头。但是孕晚期摄取所需的热量和营养素是十分重要的。如果妈妈空腹，自身营养和能量就会不足，那么宝宝也会陷入空腹状态中。计算一下摄入的脂质和碳水化合物有没有超过必要量就可以了。

35 周 6 天
第 237 天
距预产期
还有 29 天

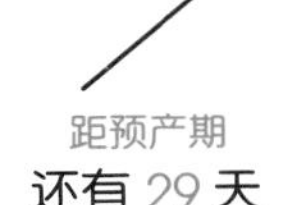

脸部肌肉频繁运动。如果光线很强，宝宝会背过身去，对于其他刺激宝宝还会流露出或哭或笑或怒的表情。有时也会打哈欠或者东张西望。肚子里比以前更狭窄了，但是宝宝还是和过去一样过得很舒适。总感觉出生前就是个小大人了。

已经筛查过 B 族溶血性链球菌了吗？链球菌本身不是不好的东西，但是如果出现在妈妈的阴道里，宝宝通过时就会感染。虽然感染率低于 1%，但如果感染就会得细菌性髓膜炎、败血症，所以要进行检查和治疗。很多医院会在 34 ~ 35 孕周时筛查。

写你所想备忘录

安心贴士 ㉜

想象一下产后的生活

也许还很难想象，但可以慢慢营造产后舒缓的生活环境。最初的育儿就是哺乳和换尿布的重复重复再重复，一天很快就会过去。尤其是哺乳，是不分昼夜的，很多妈妈会睡眠不足。

如果能打造出妈妈可以和宝宝一起休息的环境就最好了。因为要满足宝宝的需求，母乳会分泌。夫妻之间要达成妈妈不在家务上花时间的共识。

宝宝的悄悄话：如果我踢得很猛也不要生气哦！

分娩当天是什么样的感觉

分娩因人而异，如果可以知道大致流程，在紧急时就不会手忙脚乱了。

经阴道分娩

阵痛间隔变短到宝宝头部出现是紧要关头

据说从阵痛变规则后到宝宝出生，第一次分娩的妈妈们平均会阵痛11 ~ 17个小时，有经验的妈妈会平均阵痛5 ~ 7个小时。其中最让人痛苦的是子宫全开之前的那一段时间。那么要如何度过阵痛慢慢变长、变强的时间段呢？我们可以先来了解一些缓解疼痛的方法。

缓解疼痛的方法有很多

疼痛的感受也因人而异。解除对阵痛的恐惧也有很多方法。所以可以尝试一下适合自己的方法。

□ **自由式**

以孕妇自己觉得轻松的“喜欢的姿势”临产以躲避疼痛的方法。

□ **Sophrologie式（放松式）**

腹式呼吸，认为阵痛是“帮助宝宝诞生的重要能量”的放松方法。

□ **拉玛泽呼吸法**

特征是通过把注意力放在呼吸上从而缓解阵痛。

□ **水中分娩**

浸在37℃左右的温水里，通过水的浮力和温度来缓解阵痛。只能在有此设备的医院进行。

□ **无痛分娩（硬膜外麻醉）**

根据分娩进程和疼痛的场所使用硬膜外麻醉，可以缓解阵痛。要在有麻醉医生的医院进行。

□ **其他**

腰部按摩、点喜爱的熏香、放喜欢的音乐、家人的鼓励等都可以缓解阵痛。

经阴道分娩的分娩流程

“见红”“阵痛”“破水”等信号

分娩如何开始因人而异。“阵痛”是每10分钟发生一次的腹胀和疼痛。“见红”是指黏黏的出血，颜色和量也因人而异。“破水”就是子宫内羊水溢出。无论是什么情况都要和医院联系。

阵痛间隔变短

随着分娩的进行，每次的阵痛都会时间变长、变痛，且间隔时间缩短。自己保持轻松的姿势，让丈夫或助产师按摩腰部。用鼻吸气、用嘴吐气的腹式呼吸也很有放松效果。

间隔1 ~ 2分钟的阵痛

当子宫口全开，就是分娩临近的证明。阵痛的间隔之短和疼痛程度也达到顶峰。即使时间很短，只要阵痛停止了就进行腹式呼吸以给宝宝输送氧气。用力的时候要配合子宫的收缩遵循助产师的指导。

宝宝诞生

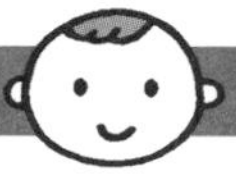

胎盘脱落

如果宝宝的头快出来了就不要再用力了。切换成短呼吸，宝宝就要诞生。听着宝宝出生的哭声，看着宝宝的过程中，还会有5 ~ 20分钟的产后阵痛，胎盘会脱落。

剖宫产

有计划剖宫产和紧急剖宫产两种

在日本，有约7%的人会进行剖宫产。分为有事先定好手术日期的计划剖宫产和紧急剖宫产两种情况。基本上手术进行1个小时就结束。但对手术和产后的恢复，产妇会有很多不安吧，只要有不明白的，就可以问医生，让他们答疑。

剖宫产的分娩流程

听医生的说明，在同意书上签字

听医生对手术方法和手术风险进行说明，医生会要求孕妇或家人签字。紧急时，因为大部分妈妈都没有余力，所以需要家人的支持。如果丈夫陪在身边，会放心。

换手术服，开始静脉滴注

静脉滴注，设定好心电监护、血压计后进行对下半身起效的硬膜外麻醉和腰椎麻醉。因为产妇的意识是很清晰的，所以可以听到宝宝出生时的哭声。根据情况不同，有时也会进行全身麻醉。

开始开腹手术

开腹有竖切和横切两种术式。大部分是横切，紧急时也可能会竖切。手术开始10分钟，宝宝就诞生了。

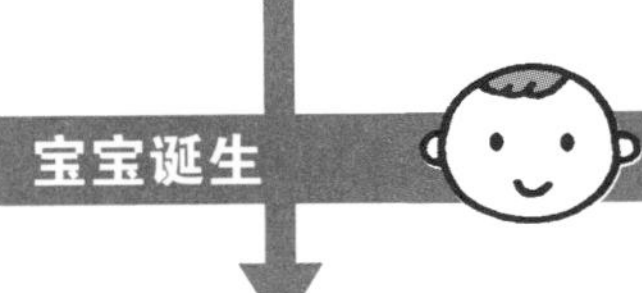

宝宝诞生

缝合

使用会自然吸收的线，把切开的部分进行数层的缝合。手术大约1个小时结束。术后麻醉退去后可以使用镇痛剂。

计划剖宫产的主要情况

☐ **子宫肌瘤等并发症**

会影响分娩或者母体负担过大时进行剖宫产。

☐ **前置胎盘**

如果胎盘堵住子宫口，子宫口打开时如果胎盘脱落就会有大出血的风险。

☐ **严重的妊娠高血压综合征**

如果母体血压过高，阵痛来临时血压会进一步上升对母体有影响。

☐ **胎位不正**

因为宝宝的头部比臀部大很多，经阴道分娩会有风险。

☐ **胎头骨盆不均衡**

如果宝宝头部尺寸比妈妈骨盆还要大或者骨盆形状有问题时，一开始就要约定剖宫产。

☐ **前一次剖宫产**

如果前一次分娩也是剖宫产，因为有子宫破裂的危险，第二次大部分也会选择剖宫产。

紧急剖宫产的主要情况

☐ **胎儿窘迫**

分娩过程中，脐带被压迫等，氧气很难到达宝宝身体，会有压力。

☐ **软产道强韧**

分娩时，子宫颈不打开，影响经阴道分娩。

☐ **回旋异常**

产道中，宝宝头部无法顺利回旋，维持不下降的状态。

☐ **脐带脱出、下垂**

脐带比通过产道的宝宝的头部、臀部下降得更低。所以如果破水，脐带会先脱落，氧气就不能到达宝宝身体，宝宝会处于危险状态。

☐ **胎盘早期剥离**

宝宝出生时胎盘脱落，营养和氧气无法到达宝宝身体的情况。

☐ **破水等引起的子宫内感染**

破水后如果过了很长时间，宝宝感染的风险会上升。如果时间上不能进行经阴道分娩就要进行剖宫产。

铁强化菜单的制定

铁元素不仅仅能预防贫血，还能减少分娩时的出血，是帮助产生母乳的重要营养素。

推荐孕妇每天铁元素的摄入量为8.5 ~ 21毫克。

怀孕期间血容量最多会增长1.5倍。因为血浆中的水分在增加，所以血液中的红细胞的产生会滞后，妈妈就容易贫血。贫血和站起时的眩晕等低血压症状不同，如果不严重就不会有症状出现。如果检查时被告知贫血，那么可以通过饮食补铁或者服用含铁补血药，控制贫血不让病情恶化。

每天推荐的铁元素的摄入量是8.5（初期）~ 21（中期、晚期）毫克。如果铁元素一直不足，那么分娩时出血量就会增多，也会影响宝宝发育，导致妈妈产后泌乳困难等问题。因此，日常预防很重要。

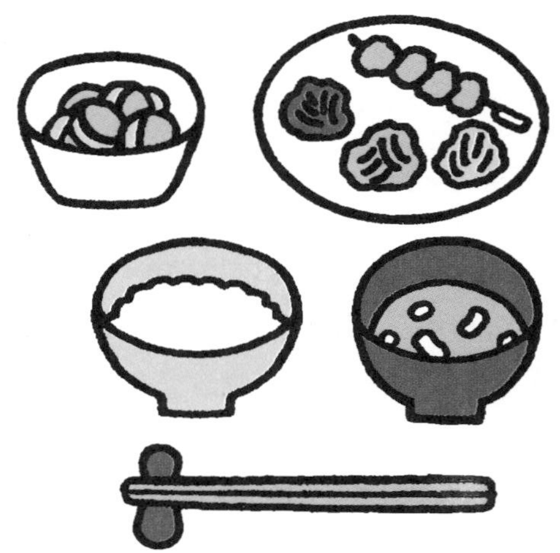

含铁食材top10

- 猪肝（1串30克）
- 羊栖菜50克（干燥）
- 鸡肝（1串30克）
- 小松菜（小油菜）80克（2 ~ 3棵）
- 蛤蜊肉40克（1/4杯）
- 沙丁鱼80克（1条）
- 冻豆腐20克（1块）
- 菠菜80克（2 ~ 3棵）
- 木棉豆腐100克（1/3块）
- 花菜80克（1小棵）

动物肝类不要吃过多

动物肝富含铁元素，所以会容易被认为多吃会对预防贫血有帮助。但是要注意的是肝脏中的维生素A。维生素A是帮助宝宝的器官生长、提高免疫力的营养素。但是有报告显示如果对维生素A（视黄醇）摄取过多，就可能提高先天异常的发病风险，吃1叶肝脏，就会超过1天上限的1 500微克。如果要食用，就是1周1 ~ 2次，每次60克左右。如果要服用含有维生素A的维生素制剂，就要注意饮食搭配均衡。

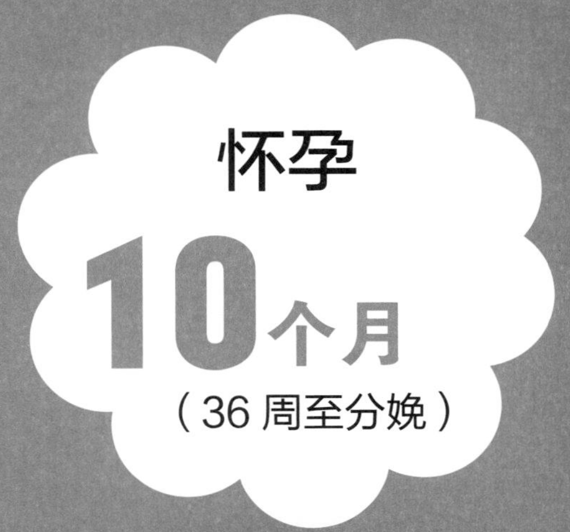

怀孕 10个月（36 周至分娩）

这一时期的情况

宝宝

- 能从妈妈处获取抗体。
- 身体变为四头身，37 周起就随时都可以出生。
- 肾脏功能发育，水液的代谢变得顺畅，身体水肿消失。
- 头部下移到骨盆下方，胎动会减少。
- 皮肤变厚，看不见透明的血管了。胎脂变少了。

妈妈

- 到达心窝的子宫开始下移，胃部压迫感减少。
- 因为子宫下降，也会发生尿频和漏尿。为了预防，可以做骨盆底肌的锻炼。
- 通过软化骨关节的拉伸和深呼吸来调整自主神经，为分娩做准备。
- 产检每周 1 次。

给爸爸的留言

对于进产房陪护分娩，爸爸们有不同的看法。有的爸爸觉得“血很可怕”“是不是太赤裸裸了”，有的爸爸则“想要和妻子一起迎接宝宝的到来”。无论是哪一种想法，爸爸都要把自己的心情和想法真实地传达给妻子，不要让两人之间有误会。实际上有很多诸如“让我感动”“陪妻子一起分娩真好”的声音。这也是很难得的机会，爸爸们可以好好思考一下。

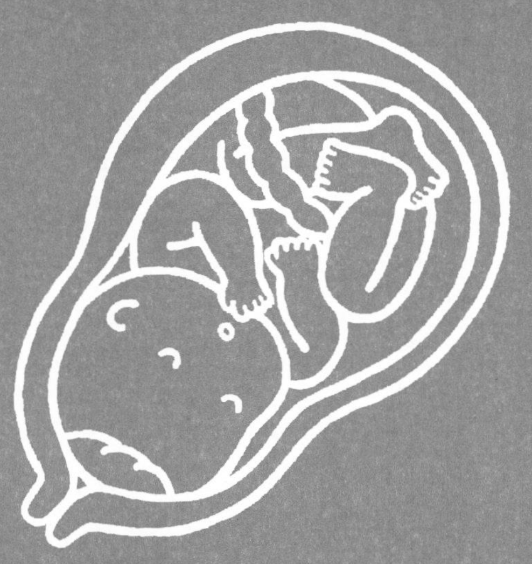

10个月
36周
第238～244天

宝宝的肾脏功能开始完全运作，身体水肿消失。

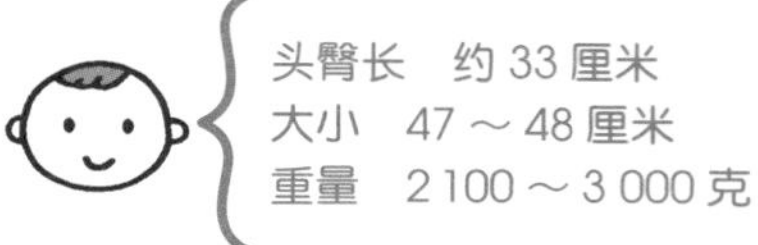
头臀长　约33厘米
大小　47～48厘米
重量　2 100～3 000克

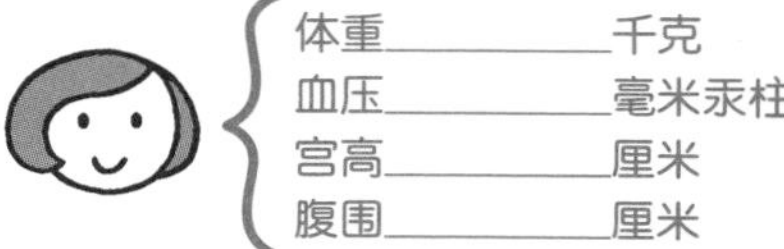
体重________千克
血压________毫米汞柱
宫高________厘米
腹围________厘米

36周0天 第238天
距预产期 还有28天

这周宝宝的身长达到47～48厘米。因为皮下脂肪长出，肉嘟嘟的身体越来越成形。覆盖全身的毳毛，除去保留在背部和手臂上的基本都会褪去。宝宝现在是弓着背，交叉着手脚的姿势，此后头部会为了出生而向骨盆方向下降。

马上就要临盆了。回顾至今为止的怀孕生活觉得如何呢？到现在为止，妈妈时而因身体的不快而烦恼，时而对体重的陡然增加而惊讶等，对身体的变化一惊一乍。最初子宫只有鸡蛋大小，现在也有西瓜大小了。宝宝下移后，胸闷的症状也会消失。

36周1天 第239天
距预产期 还有27天

宝宝已经长大到让妈妈觉得就在皮肤下。宝宝所在的“房间”——子宫壁的厚度，从孕前的约3厘米变成现在的仅仅1厘米。宝宝也许会感觉妈妈就在身边。抚摸肚子的触感也稳稳地传达给了宝宝哦。要多和宝宝说话，对胎动也要有反应。

除了基本的住院用品以外，还有一些虽然不是必需品，但带到医院会很方便的东西。比如按摩穴位缓和腰痛的按摩工具，用于按摩的高尔夫球和网球等。头发长的妈妈还可以带发圈。也有人为了能在阵痛间隙休息放松，还会带香薰用品和扇子。

36周2天 第240天
距预产期 还有26天

呼吸器官、消化器官等，所有的脏器都已经长到足够的大小。可以向医生咨询宝宝的位置、子宫口的开合情况等，现在开始为分娩做准备。一般来说，怀孕超过37周就是“成熟儿”，体重超过2 500克就没有问题。如果未达到2 500克，就是“低出生体重儿”。

人类是头部很大的动物，所以头部长到骨盆空间的极限时就会出生。但是，因为骨盆狭窄，所以有时也会让人担心宝宝是否可以顺利通过。如果孕妇身高未达到150厘米，要通过超声波仔细观察宝宝的大小，通过妇科内诊来看宝宝头部下降的情况。

36周3天 第241天
距预产期 还有25天

虽然有点早，但也有宝宝已经下移到骨盆处，固定了头部。听说宝宝下移就不太会感觉到胎动，据说是因为宝宝的身体进入了狭窄的部位，所以很难活动，而且大脑也开始抑制身体的活动。话虽如此，宝宝还是在偶尔运动着。

阵痛有前驱阵痛和分娩阵痛。前驱阵痛是指虽然有不规则的发胀、疼痛，但是稍后就会停止，就像阵痛的演练。会在肚子前方和下腹部感觉到疼痛。分娩阵痛是指临产前子宫规则收缩，疼痛慢慢加强，次数也增加。下腹部的疼痛也慢慢扩散到整个腹部、腰部。

36 周 4 天
第 242 天
距预产期
还有 24 天

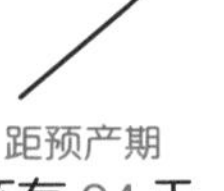

宝宝胰脏发育完成，可以自己分泌胰岛素。如果这一时期妈妈的饮食过量，宝宝就会分泌很多的胰岛素吸收营养，所以有时宝宝的重量会较快增加。有的妈妈会因为宝宝下移而突然增加食欲，一定注意不要吃太多。

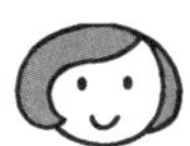

9 个月时感觉到的胃胀和呼吸困难都会随着宝宝向骨盆方向下移而缓解。但是膀胱可能会比上个月还要有压迫感。尿频和漏尿好像会持续到宝宝出生前。要勤去厕所，或使用护理用品等应对漏尿。

36 周 5 天
第 243 天
距预产期
还有 23 天

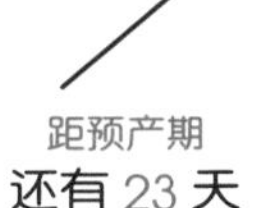

现在正是宝宝体内白色脂肪增长的时期，妈妈如果摄取过多的碳水化合物和脂质，宝宝体内的脂肪细胞就会增加过量超出必要值。特别是这一时期，如果脂肪细胞增加过多，宝宝将来就有可能是肥胖体质。为了不要过量，要认真检查饮食的分量和热量。

怀孕顺利的妈妈，如果再过一阵可参考第 117 页第 256 天的步骤开通乳腺的话，那么就更容易在宝宝诞生后抓住哺乳的节奏。妈妈认为输乳管有几根呢？其实，每侧乳房的输乳管就有 20 根。如果能开通其中的 5 ~ 10 根就好了。可以找医院的助产师咨询。

36 周 6 天
第 244 天
距预产期
还有 22 天

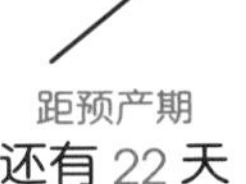

肾脏能好好地开始工作了。因为身体的水分也能过滤了，所以宝宝的水肿消失，皮肤也开始有弹性。呈粉红色的皮肤也变厚很多。胎脂也几乎消失。只要等待宝宝“我想出来了”的时刻到来即可。

妈妈的身体为了分娩一步一步做着准备。如果肚子发胀或者有轻微疼痛时，可以养成看时间的习惯。如果是 1 个小时内阵痛有规律地发生 6 次，那么就是分娩阵痛。这就是分娩要开始了。也有妈妈肚子虽然会发胀但却不痛，但只要是有规律性的，就和医院联系吧。

写你所想备忘录

安心贴士 ㉝

入院的最佳时机

住院时机会因“阵痛”“破水”“见红”中哪个先开始而有不同。如果阵痛间隔变为 10 分钟 1 次，那么可以通知医院一次。而如果是破水，联络医院后基本都会住院。因为羊膜破裂后，如果过一段时间就会有感染的危险。而“见红”则要把血的颜色和量告知医院，如果看上去没有问题的话，也会让在家待着等待阵痛的到来。

因为不同的医院也有不同的处理方法，所以如果有困惑时可以立即联络医院询问医嘱。

10个月

37周

第245～251天

宝宝随时都可以出生。正在增加脂肪以储存能量。

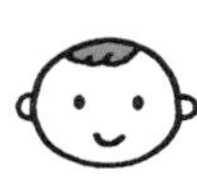

头臀长　约34厘米
大小　48～49厘米
重量　2 200～3 200克

体重＿＿＿＿千克
血压＿＿＿＿毫米汞柱
宫高＿＿＿＿厘米
腹围＿＿＿＿厘米

37周0天 第245天 / 距预产期 还有21天

妊娠满37周、不满42周期间的分娩称“足月产”，分娩的胎儿称“足月儿”。宝宝的身体已经完全成熟了。虽然睡眠和清醒的间隔仍旧是20分钟，但是浅眠和深睡的节奏已经形成。也有宝宝睡眠的周期是30～40分钟。

已经把分娩计划提交给医院了吗？不过就算已经提出计划，如果“想在这样的环境下分娩”“想接受这样的护理”等想法改变时，可以和医生、助产师商量。正因为临近分娩，所以才有很多让人在意的事吧。如果可以有让人安心的环境就好了。

37周1天 第246天 / 距预产期 还有20天

在宝宝肠内一点点积留的胎便，在宝宝出生后，立刻就被作为粪便排出。胎便由胎儿肠道脱落的上皮细胞、胆汁、浓缩的消化液及吞入的羊水组成。因为会是深绿色的便便，请不要太吃惊。宝宝在喝了母乳和牛奶后，便便会慢慢变为黄色。

为了防止阵痛和破水时手忙脚乱，把医保卡和病历册放在手边吧。可以通过电话，告知医院预产期、现在的怀孕周数、阵痛的间隔、是否破水、到达医院所需的时间等信息。疼痛时会想让丈夫和父母打电话，但为了可以向医院传达准确的信息，还是妈妈本人来打电话说明吧。

37周2天 第247天 / 距预产期 还有19天

保护身体不受病原体侵袭的抗体有IgM、IgG、IgD、IgE、IgA五种。其中只有IgG可以通过胎盘。37～41孕周期间宝宝血液中的IgG浓度超过了成人。这是为了宝宝出生半年内自我保护而储存的。宝宝出生后自己也会制造抗体。

临近分娩，产道变柔软，黏性的白带量增加。见红是因为子宫壁和羊膜分开产生的少量出血，所以会和白带掺杂着出现。同样是出血，如果是不停流血并且伴随强烈疼痛要立刻联系医院。也可能会有胎盘早剥、前置胎盘等危险信号出现。

37周3天 第248天 / 距预产期 还有18天

有数十升的血液从宝宝的胎盘流过，但是体重约为3千克的宝宝体内总血容量仅仅为250毫升左右，可以到达身体各角落，真是太厉害了！心脏这一血泵已经完全做好了出生的准备，现在也正有力地向身体输送血液。

随着宝宝往妈妈的骨盆下方移动，有时也会感觉到骨盆、腰部、耻骨的疼痛。如果疼痛的话，可以平躺温敷患部。也推荐用骨盆支撑带固定。仅仅是注意保持正确坐立姿势，也可以减轻腰部的负担。最好不要使用止痛的内服药或膏药。

37周4天
第249天

距预产期
还有17天

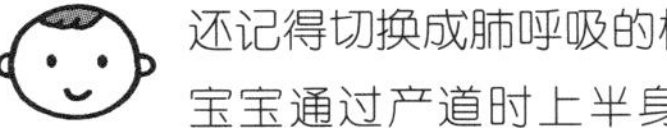

还记得切换成肺呼吸的机制吗？宝宝通过产道时上半身被猛地压紧，积留在肺部的羊水会从口鼻中溢出。收缩的肺泡会反作用地想要吸入，但这时吸入的就不再是羊水而是空气了。这一口呼吸就让肺泡一下子膨胀，肺呼吸开始，在一瞬间就完成了切换。

晚上有睡得很熟吗？在临近分娩的这一段时间，经常会因为在意分娩的事情而在晚上醒来，然后就睡不着了。有些宝宝即使临产也会有胎动，所以有的妈妈也会因为胎动而惊醒。不要紧张，放松是最重要的。要全身放松、心情好地度过这段时间。

37周5天
第250天

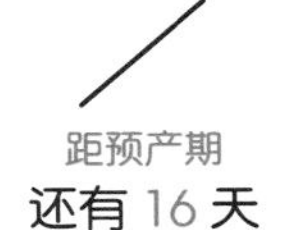

距预产期
还有16天

手脚弯曲紧贴在身体上，全身蜷缩成圆形。偶尔也会动一下，总体而言一动不动的时间越来越多。身长和体重继续增加，宝宝在为出生那天储存着能量。“什么时候离开妈妈的肚子呢”“马上就要准备出来了”，也许宝宝也在这样想着伺机而动。

在因为一些情况毅然决定进行剖宫产的妈妈群里，也有人对分娩抱有“还是自然分娩好”“麻醉、手术让人不安、担忧”等各种想法。实际上，对于现在的妈妈和宝宝而言，剖宫产是安全、让人放心的。要相信自己，相信宝宝，相信医生。

37周6天
第251天

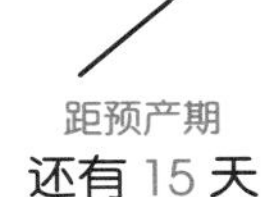

距预产期
还有15天

肺呼吸机制建立后，从未使用过的肺动脉开始活跃起来。至今从心脏流出的血液大半都是经由肺流向全身的，但是在出生后，血液会通过肺部带上新鲜的氧气流向全身。出生后，因为脐带被剪，所以从胎盘向身体运送血液的血管全部被封闭。真是很好的机制。

你知道 sophrologie 的分娩方法吗？ Sophrologie 是拉丁语“让心情沉静”的意思，是一种积极认识阵痛和分娩，利用呼吸来缓和疼痛的方法。盘腿而坐，一边手按腹部一边从嘴里缓缓吐气，然后重复放松腹部吸气，进行腹式呼吸。

写你所想备忘录

安心贴士㉞

陪产人员的准备

在进产房陪护分娩时，有很多爸爸会因为妈妈忍耐阵痛的样子而觉得十分不安。另一方面，也有很多爸爸因为要和妈妈一起迎接宝宝的到来而感动到落泪。无论如何，这都是一个会经历很多非常见场面的日子。首先好好复习一下分娩的流程，进产房陪护的爸爸如果可以准备到能够镇静地支持妈妈生产就好了。

在迎来宝宝的那天，不要只忙碌于拍摄录影，而是要把那时那刻的所思所想深深地印刻在心里。

10个月
38周
第252～258天

脐带成长到足够的长度，皮肤也变厚起来。

头臀长 约35厘米
大小 49厘米
重量 2 600～3 400克

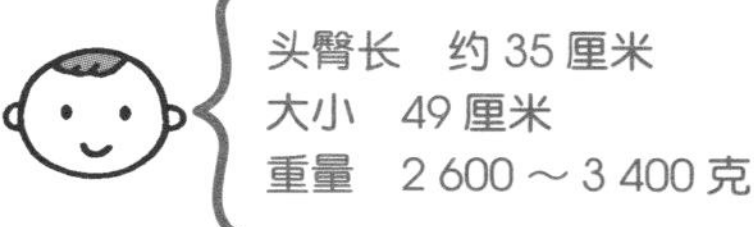

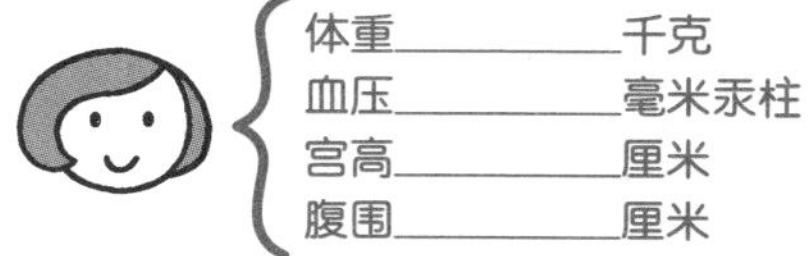

38周0天
第252天
距预产期
还有14天

宝宝身体长出了脂肪，皮肤变厚了。妈妈是想着宝宝什么时候降生都可以，但是宝宝却根据自己的判断决定“什么时候”出生。“我是不是该出去了，但在妈妈的肚子里太舒服了，我还是再留一会会吧”，也许这个时候宝宝正在这样考虑着。

是不是想着还有2周才到预产期，忙着准备去外面吃晚餐？开开心心备产的心情是可以理解的，但一定要把握好度，不要让自己太过疲惫。包包里有放医保卡、病历册、破水时用的纸巾吗？较远的出行还是让人不放心的，这个时期还是控制一下吧。

38周1天
第253天
距预产期
还有13天

宝宝的脐带长到50～60厘米长。这个长度是宝宝出生后不用剪就正好可以抱起的长度。这是9个月间为了从妈妈那里获得营养的生命线。从过去就有重视肚脐的习惯，这也是可以理解的。

明明还没有阵痛，但是羊膜破裂羊水往外流出的就是“早期破水”。破水大多是在分娩过程中发生，但约30%的孕妇会发生前期破水。破水有时只是漏尿的程度，但有时也会量很大。请赶紧和医院联系。宝宝的头就像酒瓶塞，妈妈不用担心羊水会全部流出来。

38周2天
第254天
距预产期
还有12天

你知道新生儿不怎么流泪的事实吗？不是完全不流泪，而是因为泪腺还没有成熟，还不能产生可以溢出眼睛的眼泪。因为有个体差异，所以如果宝宝没有眼泪也不用担心。即使是诞生时的大哭，仔细看的话你也会发现宝宝是没有眼泪的。

如果在每周1次的产检上被告知“你的子宫口开了一点”，一定会因为分娩就要开始而非常紧张吧。通常情况下，子宫口会随着轻微的子宫收缩而开始张开，但是也有因为激素的作用子宫颈管变软、提前打开的情况。即使打开，分娩开始的时间和方式也有很多种。所以也可以照旧做家务，不用担心。

38周3天
第255天
距预产期
还有11天

因为大脑神经发育起来，所以宝宝已经可以做70种反射运动。反射是指身体做出反应与意识无关。既有出生后还残留的反射，也有几个月后就会消失的反射。之所以会消失，是因为大脑发育，开始以自己的意识来控制身体。在此之前，都是由反射运动保护着身体。

分娩时的强烈腰痛也推荐使用温热身体的方法进行缓解。可以用暖宝宝贴在疼痛处或者小腿肚内侧的“三阴交”穴，或者穿暖腿袜，就可以缓解疼痛帮助分娩进行。忍耐疼痛时身体会因为紧张而紧绷，所以可以在阵痛的空隙温热脖颈和肩膀。

38 周 4 天
第 256 天

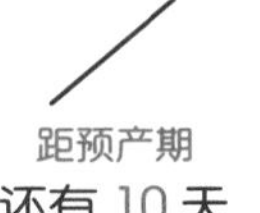

距预产期
还有 10 天

宝宝已经在预习出生后喝母乳的反射运动。如出生后戳戳脸颊，脸部就会向戳动的方向转，含着手指就会吸住。因为宝宝已经具备吸手指的能力，所以妈妈可能会为宝宝出生后吸奶时的大力道而吃惊。当然，宝宝喝到母乳也会吞咽下去。

有尝试过开奶的方法了吗？用拇指和食指捏住乳晕的外侧，然后往乳头的方向加压。同样的还可以往横向、纵向、斜向尝试。如果在未感到疼痛的情况下出乳就可以了。可以向助产师咨询，请教方法。最后会由宝宝出生后努力吸通。

38 周 5 天
第 257 天

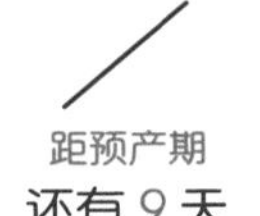

距预产期
还有 9 天

宝宝已经完全有了和新生儿相同圆润的样子。脂肪变厚的话，宝宝的皮肤颜色会由粉色变成呈白底的粉色。宝宝的皮肤软软有弹性，这是因为宝宝体内含有水分。与成人含水量 60% 相比，宝宝含水量为 80%。

如果身体状况好的话，可以通过散步等活动身体。血液循环会变好，心情也会变得舒畅。有进行过锻炼骨盆底肌的相扑踏脚练习吗？骨关节会因此变软，对大腿内侧的肌肉也很有效。为了不让产后全身肌肉痛，所以要提前做颈部、肩部的拉伸锻炼。

38 周 6 天
第 258 天

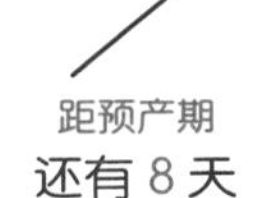

距预产期
还有 8 天

宝宝在羊水里过着舒适的生活。在与羊水相似的、与人体体温接近的温水里分娩就是水中分娩（宝宝诞生时的冲击会减少，有缓解阵痛的效果。只是也有人表示赤裸着在水里分娩太让人害羞。在国外，一般爸爸会和妈妈一起下水）。

也许有的妈妈会担心自己能否察觉到阵痛。阵痛就像海浪一样，特征是有规律。疼痛慢慢加强，有坠痛感。还有一个特征是，阵痛不仅仅只是肚子痛，疼痛也会扩散到腰部。虽然疼痛是有个体差异的，但每个人都会明白“阵痛来了”，不用担心。

写你所想备忘录

安心贴士 35

如果发生出乎意料的事

当然如果每个人都可以像书上说的一样顺利地完成分娩就好了。但实际上，还是会经常发生预期之外的事情。比如分娩的时间。有的妈妈阵痛会持续疼上 3 天，也有的人 2 个小时就可以生下宝宝。

也有妈妈因为一些理由紧急进行剖宫产。比如宝宝被脐带缠绕住，发现宝宝有回旋异常，发现宝宝心跳减弱。也许是想着分娩会有各种可能性，反而会安心。

我是不是马上就可以出生了呢？

宝宝的悄悄话

10个月
39周
第259～265天

宝宝身长达到50厘米，体重达到3 000克。体格已经发育得非常好。

头臀长 约36厘米
大小 约50厘米
重量 2 400～3 600克

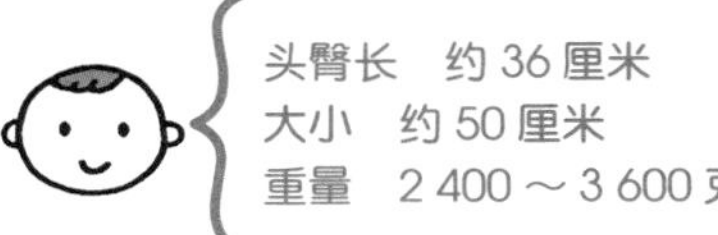

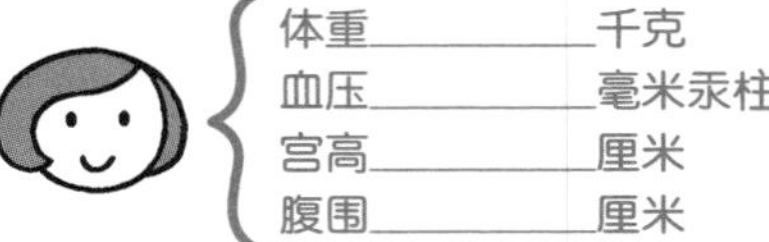

39周0天 第259天 距预产期还有7天

离预产期还有1周时间。宝宝的体格已经发育得非常好。宝宝在骨盆内固定头部，稍稍俯身把身体缩小。体内的脂肪已经增加到占体重的15%。其中80%的脂肪就在皮肤下方，剩下的在内脏、肌肉的组织里。在宝宝的幼儿期结束前，脂肪细胞会持续增加，这决定着一个人一辈子的脂肪细胞数量。

身体状况如何？这周要为待产做准备，好好休息。但也许妈妈们心绪难定。这种时候可以盘起腿，慢慢地进行腹式呼吸。还在继续做平躺后抬腰放腰的顺产体操吗？如果身体状况好的妈妈，可以继续锻炼腰部和骨盆底肌。

39周1天 第260天 距预产期还有6天

宝宝的颅骨由5块薄的骨骼组成。接合处还没有完全固定，宝宝在通过产道时会让颅骨重叠缩小头部。因此，就算宝宝出生时头部受压也不会给大脑带来影响。刚出生宝宝的颅骨有时也会有开缝，但是数天后就会闭合。

有数据显示阵痛中七成的疼痛都是源于不安和恐惧心。恐惧这一心理因素会使肌肉紧张，所以会感觉更疼痛。要想消除恐惧，就要了解分娩疼痛的机制，知道“阵痛是必需的”，通过腹式呼吸放松身体吧！

39周2天 第261天 距预产期还有5天

宝宝出生时会“哇哇”地哭，几分钟之后就会停止，变得安静下来。这是因为在从嘴巴呼吸转换到鼻子呼吸。用鼻子呼吸的宝宝，是在进行胸腹同时起伏的“腹式呼吸”。宝宝这样呼吸的同时，也能喝母乳或牛奶了。

临近分娩，肚子发胀会变得频繁，夜里也会醒好几次。如果感觉到睡眠变浅，不要逞强，白天也要躺一躺。即使没有入睡，身体也得到了休息。如果觉得自己很紧张的话，要放松一下，比如可以泡泡脚，用热毛巾敷在脖子或者眼睛上，也可以听安静的音乐。

39周3天 第262天 距预产期还有4天

虽然宝宝皮肤上的胎脂基本都消失了，但是也许还有一些残留在背部。有时残留的胎脂从皮肤脱落，羊水就会变成奶油色，但3个小时羊水替换后又会和原来一样清洁。羊水，从量最多的8个月开始减少，现在有300毫升左右。

没有一个人的分娩和育儿历程会和教科书上写的一模一样。每个人的体格和性格都不相同。100个人就有100种分娩和育儿历程。此后当你有什么迷惑或者担心时，如果可以想着“要做得像自己”就再好不过。不要和他人比较，请珍视自我。

39 周 4 天
第 263 天

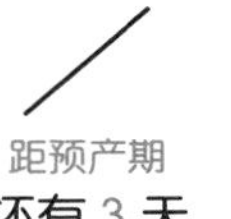

距预产期
还有 3 天

有一种说法是，阵痛是以宝宝垂体分泌激素，子宫口变软为契机开始的。宝宝“想出来”的时候就会开始。也有妈妈想着“如果是在爸爸休息的时候就好了”，然后如愿以偿，所以看上去和宝宝诉说诉说愿望也是很有价值的。

因为宝宝位置的下移，妈妈的身体平衡能力变差。走路时要注意小小的台阶高度差。背部和大腿根部的疼痛如何了？到最后，还是有很多地方会产生疲劳感。如果感觉疲惫的话，可以平躺或者按按穴位、温热温热身体。

39 周 5 天
第 264 天

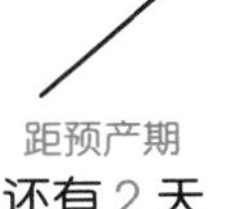

距预产期
还有 2 天

宝宝因为妈妈体内激素的影响，无论是男宝宝还是女宝宝都会以胸部鼓起的状态出生。有时会觉得胸部有硬块，甚至还有可能产生乳汁（奇乳）一样的东西，但是稍过一段时间胸部就会变平，所以不用担心。如果很担心，可以向医生咨询。

如果是第一次生孩子，从阵痛到分娩基本需要 12 ~ 16 个小时。一开始是反复“疼 1 分钟休息 9 分钟”。随着时间推移，休息时间也慢慢减少到 5 分钟、2 分钟，疼痛感也会加剧。每一次阵痛持续 1 分钟左右，5 秒一次的深呼吸也只要 6 次。不会一直疼痛的，请放心。

39 周 6 天
第 265 天

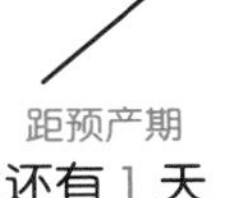

距预产期
还有 1 天

明天就是预产期。宝宝的大小各有不同，平均身长会达到 50 厘米，体重会达到 3 000 克左右。宝宝不会管妈妈想要宝宝快点出生的心情，也许正悠闲地想着“让我再待一会儿”。虽然子宫里很温暖很舒适，但是再过一会宝宝又会觉得“这里很狭小，想要快点出去”。

宝宝已经在妈妈肚子里待了这么长时间，宝宝和妈妈都竭尽全力：又是忍受妊娠反应，又是为增加的体重内心七上八下，真的是经历了很多啊！妈妈一边为宝宝而小心翼翼，一边慢慢地变成了一位“母亲”。妈妈的内心也成长了好多哦！

写你所想备忘录

安心贴士㊱

不一定会在预产期分娩

预产期是指怀孕后的 40 周 0 天。宝宝大部分会在这一天的前后出生，正好在预产期这一天出生的宝宝只占 5%。

明明很少有宝宝会在预产期出生，但是老是被问“还没生”就会慢慢有压力。就是到 41 周出生都是有可能的。如果妈妈和宝宝都没有问题，就可以不用焦虑，悠闲地等待宝宝的出生吧！宝宝在妈妈体内的时光是很珍贵的。

40周 第266～272天

要相信宝宝和自己。等待“那一刻”到来吧！

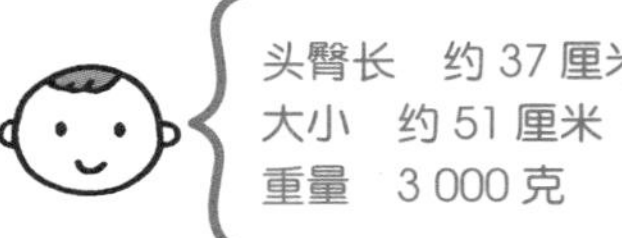

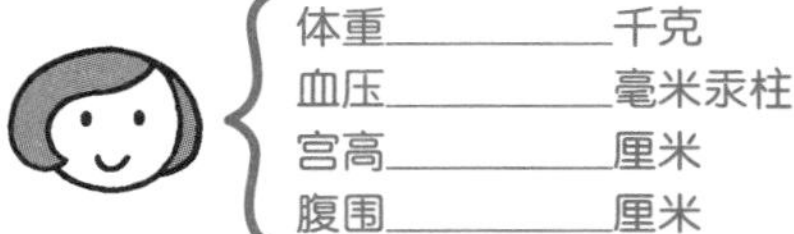

40周0天 第266天 / 预产日

今天是预产期。即使妈妈坐立不安，宝宝还是按照自己的节奏来。宝宝在妈妈的肚子里也过得很舒适。有的宝宝会自己选择时机。宝宝的身体已经充分准备好了。如果宝宝想要来到外面的世界，就会给出一定的信号。

今天就是预产期，所以紧张和坐立不安是正常的。爸爸也许也很难冷静，都投入不到工作中。但是把今天当作平常的一天就可以了。两个人的心情也会传达给宝宝。可以抱着“总是会出生”的心情，悠闲地等待宝宝的出生，也可以去散步换换心情。

40周1天 第267天 / ＋1天

虽然也有“为什么阵痛还不开始”的担心，但是41周之前都是足月产的范围。想要早点见到宝宝吧。如果身体不错，可以在附近散散步，做做顺产体操，活动活动身体。也可以浸泡在浴缸里慢慢温热身体。或者再检查检查住院用品，看看宝宝用品也能够让心情缓和。虽然宝宝已经做好了出生的准备，但也许还留恋着妈妈肚子里的温暖。虽然已过了预产期，但并不意味着宝宝会突然变大造成难产。所以现在还是配合宝宝慢慢等待分娩吧。放松肩部，放松、放松！

40周2天 第268天 / ＋2天

虽然现在医学如此发达，但还是没有探明阵痛是如何开始的。有一种说法是随着宝宝向骨盆下移，黄体生成素的分泌减弱，由于受其他替代分泌的激素的影响，下丘脑－垂体系统受刺激，分泌催产素导致子宫收缩。还有从宝宝的脑部、肾上腺分泌的激素与催产素分泌相关等说法。但请不要因想象中的疼痛而感觉忧郁。所谓阵痛是指分娩前子宫收缩的疼痛。因为阵痛，宝宝才能通过产道。了解阵痛的含义也是非常重要的。

40周3天 第269天 / ＋3天

所谓“在满月的夜里更容易分娩”的说法是真的吗？见证分娩的助产士也感觉满月会有很多产妇生产。怀孕分娩是人类作为动物所发挥的本能，也许因此也更容易符合自然规律。

不仅仅是妈妈，爸爸也一起变得坐立不安起来。与其想着“怎么还不生”，还不如多留意妈妈的身体状况，问问妈妈想吃些什么，让妈妈的心情放松。之后，妈妈就要竭尽全力生宝宝了。因为爸爸的支持是妈妈的依靠，所以要拜托爸爸了。

40 周 4 天
第 270 天
／
+ 4 天

产道变得相当柔软，骨盆因孕晚期分泌的激素而变得松弛。为了不要因为紧张而使身体变得僵硬，作为转换心情的方法，可以多活动活动身体。除了盘腿深呼吸以外，还可以趴下擦擦地板上的污垢。蹲式厕所的蹲姿也可帮助顺利生产。

爸爸要了解，阵痛不仅仅是肚子疼痛，有时整个腰部也会疼痛。因为妈妈的手很难碰到腰部，所以可以用高尔夫球或网球按压痛处。虽然对疼痛的感知也有个体差异，但阵痛时妈妈们基本上连说话的余力都没有了。当疼痛席卷而来时，可以看着妈妈的眼睛和妈妈一起深呼吸，这会让妈妈安心。

40 周 5 天
第 271 天
／
+ 5 天

"为什么不出来呢？"渐渐地产生这样的心情也是没有办法的。但如果时机未成熟就使用催产素，也不一定会生产。宝宝肯定有出生的时机。还是收起"还没吗"的心思，想想宝宝不过是还想和妈妈多相连一会，积极地去面对吧！

就好像结婚并不是家庭的重点而是开始一样，宝宝的出生也是完整家庭的开始。虽然离宝宝长大成人还很遥远，但其实能够在一起的时间也十分短暂。请多多创造家人在一起的快乐机会吧。分娩和养育宝宝时"夫妇协力"的想法是最重要的。

40 周 6 天
第 272 天
／
+ 6 天

今天是 40 周的最后一天。身体状况如何？只要宝宝在下周内出生都还是足月产，所以不用在意。人类 10 个月的孕期在哺乳动物里算是长的。比人类孕期要长的哺乳类动物有怀胎 11 个月的马、12 个月的鲸鱼、15 个月的长颈鹿、21 个月的大象。比人类孕期要短的哺乳类动物有 16 天的仓鼠、2 个月的猫狗、4 个月的狮子、6 个月的日本猴、8 个月的黑猩猩等。出生时体格越大的动物，怀孕所需的时间越长。每种动物的怀孕时间都是既定的，也意味着每种动物都要在既定的时期内发育成熟。了解其他动物的孕期，会让人觉得不可思议呢！

写你所想备忘录

安心贴士 37

如果过了预产期

如果过了预产期，也要 1 周产检 2 次。这是为了及时发现胎盘功能的状况。胎盘功能可以通过胎儿的心跳数、超声波确认的宝宝羊水量和宝宝的样子来确认。如果没有问题可以等待阵痛的自然到来。有的医院会在 41 周时让孕妇住院，也有的会进行催产。

胎盘的状态和产道的成熟程度因人而异。那么妈妈是要选择等待，还是选择催产呢？可以和医生沟通后决定。

41 周
第 273 ～ 279 天

散步加上拉伸运动。为了分娩可以开始运动了。

头臀长 约 38 厘米
大小 约 52 厘米
重量 3 000 克左右

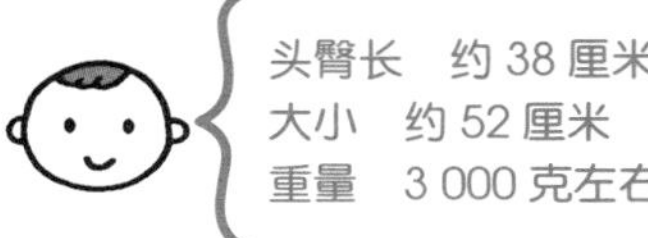

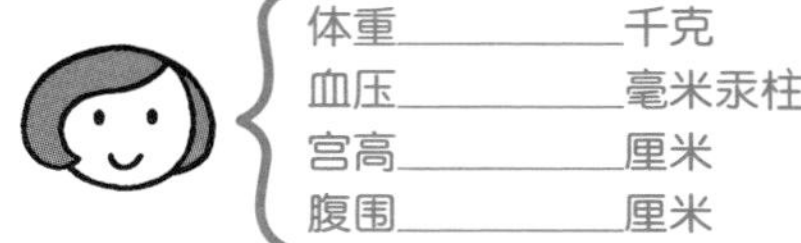

41 周 0 天 第 273 天 ／ ＋ 7 天

超过预产期 1 周，并不是所有的宝宝都会变得过大，有很多宝宝是顺利降生的。也有比标准体重要小的宝宝，在超过预产期后稍微长大一些再出生。请多至医院检查，期待与宝宝相会之日的到来吧！

41 周 1 天 第 274 天 ／ ＋ 8 天

在宝宝慢悠悠出生的这段时间里，再来确认一次婴儿用品吧。衣服和尿布没有问题吧？宝宝活动的区域，空调风是不是吹不到呢？如果照顾宝宝的生活开始，妈妈就会因为哺乳和换尿布的事而忙碌起来。慢慢休息保存体力吧。

41 周 2 天 第 275 天 ／ ＋ 9 天

分娩时，因为激素的影响阴道会变软，变得有延展性。宝宝慢慢出来，阴道则慢慢扩张。如果无法顺利扩张，会阴可能要裂开时，就要局部麻醉切开 2 ～ 3 厘米，进行会阴切开。有从阴道正下方切开或斜着切开等方法，可以防止自然形成的伤口向肛门延伸。4 ～ 5 天拆线后，疼痛基本上可以消失。是否需要会阴切开，助产师将会根据宝宝和妈妈的身体需要进行处理，如果妈妈感到不安可以和医生协商。

41 周 3 天 第 276 天 ／ ＋ 10 天

宝宝出生后，妈妈需要充分的修养。因为妈妈已经努力了很长时间，终于要生宝宝了。虽然妈妈会因为要照顾小宝宝而变得忙碌，但妈妈最喜欢宝宝了。

41 周 4 天
第 277 天
／
+ 11 天

妈妈是不是有担心过出院后的生活呢？出院回家后，身边有人可以帮忙吗？想一个人做的话，也许可以兼顾家务和育儿。但如果太过逞强的话，可能会对 10 年后、20 年后的身体有影响。因此，还是要做好产后 1 个月要多卧床休息的准备。

不仅仅是在分娩上，在育儿上妈妈也非常依赖已经完美通过这一考验的外婆或奶奶。若是第一次当妈妈，会出现很多让人困惑的事情，也会感到疲惫、心情低落。外婆或奶奶可以把自己过五关斩六将获得的知识教给新任妈妈。

41 周 5 天
第 278 天
／
+ 12 天

即将生孩子的妈妈在宝宝出生前都有过得太悠闲的情况，所以还是要积极运动身体。可以步行到医院，或者散步。一边感觉着季节的气息一边散步，也许会在脑海里浮现候选的名字。为了分娩开始时能立刻通知爸爸前来，不要忘记给手机充电。

出院后，妈妈会因为要照顾宝宝和恢复身体而竭尽全力。会有很多妈妈不懂得如何育儿。这个时候奶奶或外婆不要“什么都帮着做”，而是要帮忙让妈妈自己去经历，去抓到诀窍。

41 周 6 天
第 279 天
／
+ 13 天

今天是 41 周的最后一天。同样是足月产，有的宝宝会在 37 周出生，也有的宝宝会在 41 周出生，这真是不可思议。虽然也有妈妈会在 41 周后才会迎来阵痛，但是大部分医院都会在 42 周之前进行催产乃至剖宫产。

回顾过去的 9 个半月，妈妈觉得如何呢？妈妈已经看到宝宝身体成长的情况和生命孕育的机制。这些都是在妈妈肚子里发生的事情哦！也许见到宝宝那一刻会感慨万千，宝宝已经茁壮成长起来。把这每一个变化作为心灵的支撑，充满信心地等待分娩，妈妈一定会见到一个健康的宝宝的！

写你所想备忘录

安心贴士 38

怎样让阵痛快点来

想要让阵痛快点来，总之是要“动起来”。可以爬爬楼梯，早晚散散步，或者做做蹲式如厕的姿势。也可以在尝试做顺产体操的同时，做一些活动股关节的运动或拉伸运动。

第 117 页第 256 天的开奶护理也可以帮助分泌一种叫催产素的激素，可以起到帮助子宫收缩的作用。此外，精子中也有一种叫作前列腺素的物质可以引起子宫收缩。所以还有一种说法是夫妻性生活也容易让阵痛快点到来。

分娩记录

在哪家医院分娩的?

谁陪产的?

开始分娩时是什么样的情况?
妈妈那时的心情是?

分娩的过程和情况是?
那时的心情是?

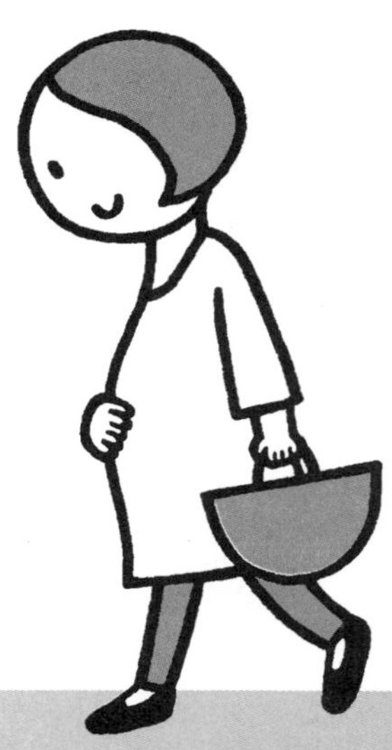

经历过分娩这一过程
有没有想过这样的事情，比如
“这么一句话让我很开心”
“在这生孩子真好”
为什么会这么想呢?

经历过分娩这一过程
有没有觉得有一些遗憾，比如
“那么做就好了” “遗憾”
“下一次想要这样”
是在什么样的情况下这么想呢?

在分娩过程中，如果事先有要和医生、助产士确认的，
可以先在这里记录一下。

爸爸的记录版面

可以在这里留下妻子分娩时的所感所想。

自由版面

可以在这里贴一些分娩前后的照片或者写一些所感所想。

宝宝的出生记录

出生日期 ____________

出生时间 ____________

我家宝宝的身长 ____________ 厘米

体重 ____________ 克

头围 ____________ 厘米

胸围 ____________ 厘米

分娩医院

陪产的家人

宝宝出生时的天气？
有什么样的新闻？

谁帮宝宝剪的脐带？

最先把宝宝出生的消息告诉
的是谁？

看到刚出生的宝宝时，
所感所想是什么？那时的心情是如
何的？

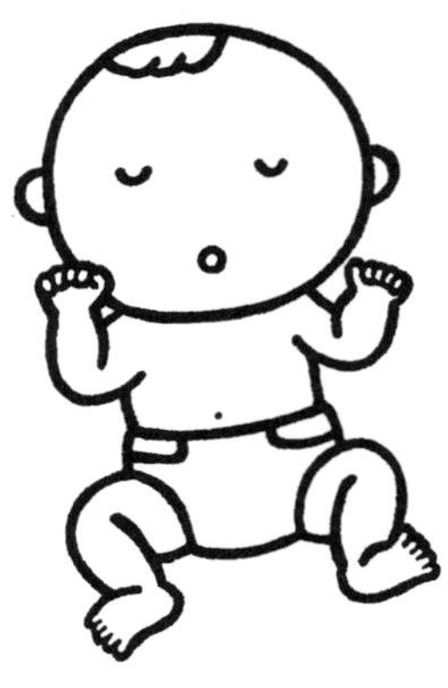

起名

起名日

候选名字

是谁起的名字？
可以在这里记录下名字里包含的想法和起名的经过等。

爸爸的记录版面

可以写下对宝宝的印象。

自由版面

可以在这里贴一些分娩前后的照片或者写一些所感所想，或是留下宝宝的手印照片和足印照片。

阵痛期间的推荐饮食

因为阵痛消耗能量，所以如果可以在手边放一些吃的喝的，必要时补给也可以补充能量。

阵痛间隙吃喝也 ok

也许妈妈们没有想过在分娩进程中进食。但是，根据阵痛的强度和长度不同，是否在阵痛间隙进食也是因人而异的。如果分娩进程很快的话，也根本来不及进食，但如果是因为微弱阵痛等要持续较长时间的话，中途不吃点什么体力就会不够。在医院时，如果时间正好也会赶上医院餐。因为分娩是要消耗体力的，所以最好把能吃的食物准备成一小份一小份的。

把想吃的做成容易吃的小份

◎ 饭团、面包

饭团单手就可以吃，能够补充能量。如果是在家里做的话，做成一口能吃下的比较方便。面包的话，可以准备能撕着吃的。

◎ 茶、水、运动饮料

有很多人冬天也会出汗，所以能够补充水分的饮料是最佳的。为了躺着也能喝，可以准备长一点的吸管或者水杯用可弯曲吸管，比较方便。

◎ 果冻

如果不想吃固体的食物，也推荐方便摄取能量的果冻状营养辅助食品，也可以补充营养。

◎ 仙贝

方便食用、对胃没有伤害的饼干和仙贝也可以调节心情。清淡口味的比较好。

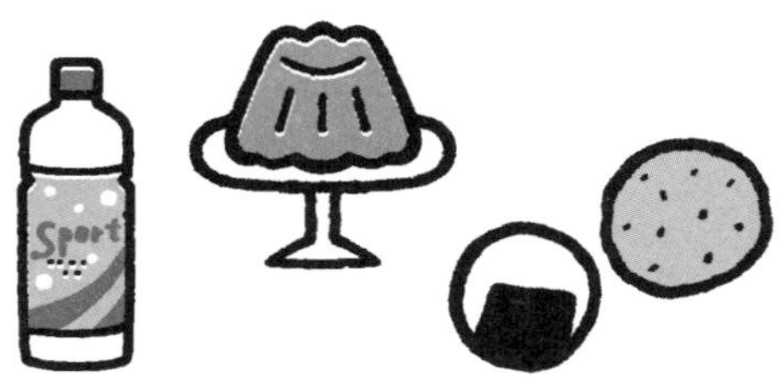

◎ 水果

推荐香蕉，香蕉既是一个优秀的能量来源也很方便食用。水分多的苹果、橘子等也很润喉，还可以调节心情。

◎ 冰淇淋

如果没有食欲时，因为冰淇淋比较容易下咽，所以为了补充能量也可以吃几口。剩下的冰淇淋可以让丈夫帮忙吃。

◎ 果汁

如果没有食欲，也可以喝爽口的苹果汁补充能量。如果还有食欲的话，推荐水、运动饮料等。

◎ 其他

阵痛中因为嗅觉比较灵敏，所以有时会因为气味重的东西而心情变差。因为会让分娩的注意力分散，所以还是远离这些气味重的东西比较安全。吃自己想吃的才是最好的。可以把喜欢吃的东西处理成方便食用的小份，放在住院准备的东西里。

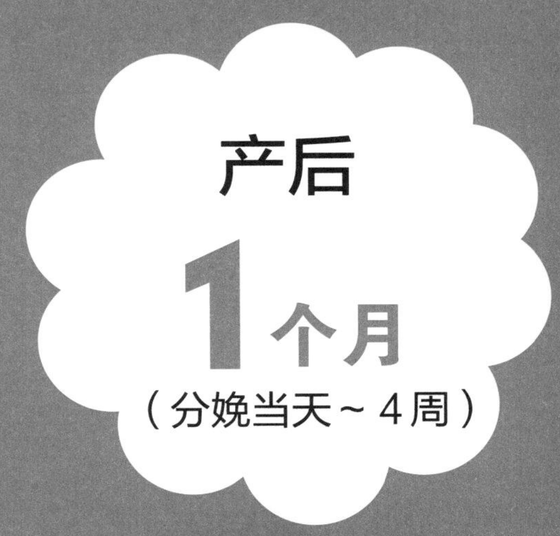

这一时期的情况

宝宝

- 适应子宫外生活的时期。肺呼吸开始，开始直接通过嘴巴吸取母乳、牛奶。
- 根据大脑、脊髓的指示，通过各种各样的反射运动保护身体。
- 睡眠较浅，还分不清昼夜。每隔 2 ～ 3 小时醒一次。
- 有快乐、不快乐的感觉，会用哭泣表示自己的不快乐。
- 出生后体重短暂减轻，6 ～ 7 日后开始增加。

妈妈

- 花了 10 个月变大的子宫大约要花 4 周时间恢复到原来大小。收缩时有时会伴有疼痛。
- 产后出现恶露会持续 1 个月左右。
- 让宝宝吮吸乳头可以帮助母乳分泌。
- 产后 3 ～ 4 天开始，也会因为激素影响变得易怒或者流泪变脆弱等，患上“产后忧郁”。

给爸爸的留言

第一次抱起宝宝时是什么样的感受？爸爸和妈妈两个人一起看着宝宝的时间，是幸福的时间。此后妻子的身体为了恢复到从前，又将会有巨大的变化，请尽可能地帮助她吧。要多关心她和宝宝。

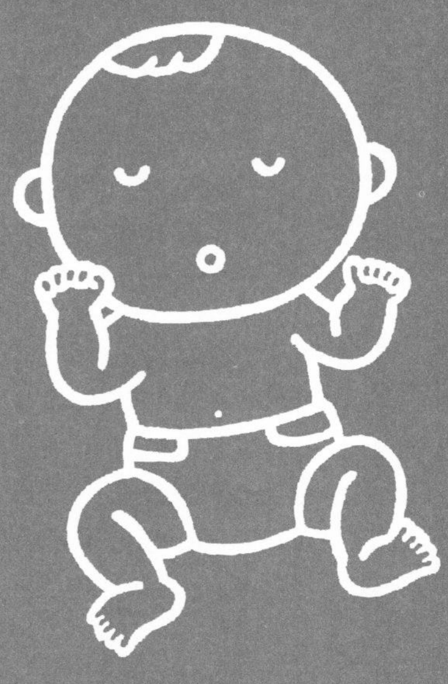

产后
1周
分娩当天
~7天

恭喜宝宝出生！黄疸和体重的减轻是这一时期特有的现象。

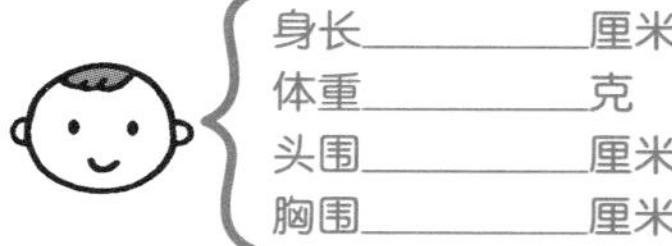

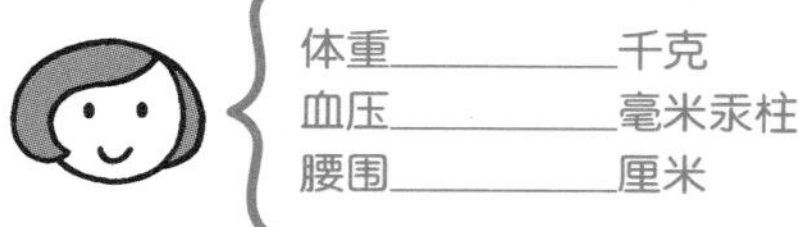

1周0天
分娩当天

/

请在这里
填写日期

宝宝使尽全力终于通过狭小的产道从妈妈的肚子里出来了！恭喜！对宝宝而言，这一天是要经历很多人生第一次的一天。温暖的羊水和子宫已经是过去时。肺呼吸也开始了。已经可以分辨妈妈的声音了吗？此后会开始慢慢适应外面的世界。

终于跨过分娩这一关卡和宝宝相会了！真是辛苦了。是不是有很多妈妈在见到宝宝脸庞的一瞬间就放松下来了。妈妈的身体因为孕育宝宝和分娩经历了难以想象的劳累。首先要清空思想，放松全身慢慢地休息吧！

1周1天
第2天

/

妈妈肚子里有37℃，但是出生后外界只有24～25℃。“寒冷”是宝宝来到子宫之外时接受的压力之一。虽然热量从身体流失，但是储藏的褐色脂肪和代谢功能让身体发热，所以4～8小时之内宝宝的体温是36～37.5℃，很稳定。因为这一刺激，呼吸被促进。

在妈妈心中，分娩的疼痛和生宝宝的那一瞬间应该还历历在目。虽然宝宝顺利出生让人很喜悦，但是现在身体还无法正常活动。产后第一次能够步行一般是在2～8小时后（剖宫产可能要延后，请遵医嘱）。此时可以跟医生确认，如果没有问题可以开始处理周围的事情或者照顾宝宝。

1周2天
第3天

/

怀孕8个月时宝宝的睡眠是以20分钟为循环的，出生前呼吸、心率变化少的“非快速眼动睡眠”时间开始增加。新生儿除了喝奶以外大部分时间都是在睡眠中度过的。通过睡眠，让为了适应外界生活而全速运转的身体得到休息，也让大脑继续发育。

住院时和宝宝的相处方式因医院不同而不同。最近，母婴同室的情况在增加。也有的医院既考虑到让妈妈适应和宝宝在一起，又考虑到要让妈妈身体休息，所以晚上会安排妈妈和宝宝在不同的房间。如果是同一房间，宝宝饿的时候妈妈就可以哺乳了，所以母婴同室的优点是更容易让母乳喂养走上正轨。

1周3天
第4天

/

出生后2～3天开始，大部分宝宝的皮肤都会变黄，这叫作“新生儿黄疸”。本来在妈妈肚子里时由胎盘分解形成黄疸的物质。而“新生儿黄疸”是因为刚出生的宝宝自己来不及分解这一物质引起的。4～5天会迎来最高值，出生1周后会自然消失，所以不必担忧。

有人应该已经获准可以淋浴了。但如果身体不适还是不要勉强淋浴，最好躺着。子宫为了恢复到怀孕前的大小而收缩，会引起后阵痛。如果后阵痛让人不适，可以趴着通过压迫腹部缓解疼痛。

1 周 4 天
第 5 天
／

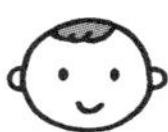

第一次照顾宝宝，有很多不明白的事情是很正常的。住院时，什么都可以事先询问。黑色和绿色的粪便是宝宝胎内带出来的。全部排出后，这一时期的粪便就要开始变黄了。宝宝粪便没有什么气味是因为母乳中含有双歧杆菌。

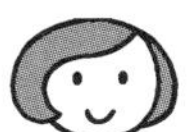

有没有因为要照顾宝宝等开始一点点活动身体？现在也可以开始做做产褥期体操了。俯卧放松身体后，猛地收紧大腿、肛门和臀部的肌肉。有调整盆底肌的效果。母乳开始喂了吗？富含免疫蛋白的初乳会在半年左右的时间里保护宝宝不受感染。

1 周 5 天
第 6 天
／

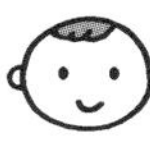

在这 1 周时间内，宝宝的体重会短暂地减少 3% ～ 10%。这是因为比起母乳和牛奶的摄入量，排便排尿等排泄量更多的缘故，所以不用担心。可以说“宝宝是带着水桶和盒饭出生的”，宝宝会靠出生前身体里储存的水分、脂肪、营养来熬过这一体重减少的时期。

排便如何？产后，在厕所用力也是需要勇气的呢！况且因为制造母乳，身体容易缺失水分。可以多吃高膳食纤维食物，充分补水，来慢慢尝试吧！

1 周 6 天
第 7 天
／

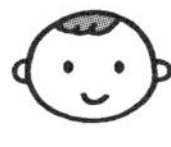

在日本，宝宝出生后的第 7 天叫作“御七夜”。这是流传下来的日本风俗，祈愿宝宝之后可以健康成长并进行庆祝。在这一天有起好名字的传统，可以把起名书贴在神龛或者墙壁上进行宣布。很多人也会做整条鱼或者红豆饭等美食全家一起庆祝。

虽然因医院不同会有不同的安排，但很多人马上就要出院了。也许很多人会有很复杂的想法，比如想再在医院打扰一会，比如想马上回家。出院时，因为要横抱住宝宝，所以不能拿自己的行李。最好请人来接吧。到家后请躺着休息。

写你所想备忘录

安心贴士 39

分娩后充分休息

子宫恢复到原来的大小、恶露减少、分娩时打开的骨盆恢复到原来的位置，这些需要 3 ～ 4 周时间。如果这时操劳的话，就容易让身体恢复不佳，所以这一时期最好多躺。如果用眼过度会造成眼睛疲劳或者引发头痛，所以最好远离手机、电脑等。

产后

2周

第8～14天

宝宝24小时内睡睡醒醒，妈妈有时也会情绪低落。

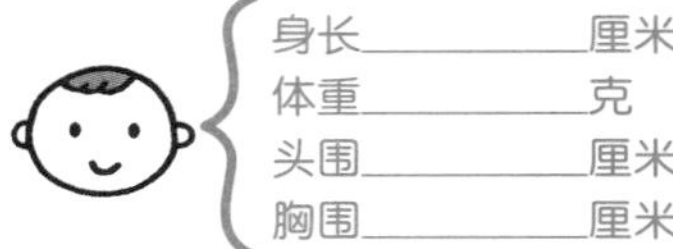

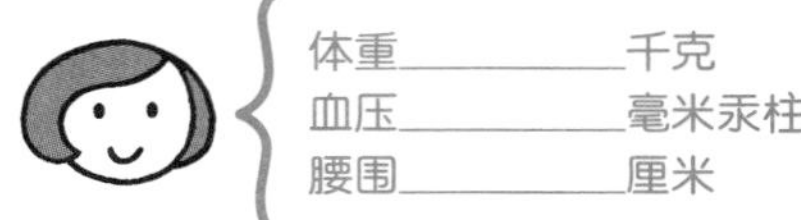

2周0天
第8天
／

维生素K是血液凝结不可缺少的维生素，可以让新生儿体内血液循环正常进行。但是维生素K不能在人体内自行合成，所以宝宝日后还需要通过饮食摄取维生素K。

宝宝出生后已经过了1周的时间。出院时的贫血和血压状况如何了？虽说已经出院，但是妈妈的身体还需要休息。可以躺在宝宝身边，做最低限度的照顾即可。不要突然就开始做家务。起身仅限于哺乳、上厕所、吃饭。

2周1天
第9天
／

育儿书可以提供很多参考，尤其是在担心身体状况的情况下阅读，往往可以让妈妈知道对策而放心。但有时也会因为书上写的宝宝的发育和生活节奏和“我家的不一样”而担忧。育儿书上描述的只不过是其中一例，要抱着不一样也合理的心情去阅读。

乳汁分泌的情况如何？哺乳前，可以用毛巾热敷或者按摩乳房等来帮助分泌。宝宝有没有深深地含到乳晕部分？如果只让宝宝含着乳头，可能会造成乳头受伤或皲裂。上一周黄色的初乳从这周过半开始慢慢向白色的母乳变化。

2周2天
第10天
／

宝宝的嗅觉从怀孕7个月时发育起来，出生后就会被母体分泌的信息素（pheromone）所吸引，或是把嘴巴转向乳房，或是做出想要喝的动作。宝宝知道妈妈的气味哦！也有研究报告显示，如果把妈妈的哺乳垫和他人的放在一起，宝宝会把脸转向妈妈的哺乳垫一边。

因为激素急剧变化而心情低落或者容易落泪的状态称作“产后忧郁”。大部分人的症状会从产后2～3天开始持续2周左右时间，会随着逐渐适应和宝宝一起的生活而减弱。这是暂时的，肯定会恢复。如果感到难受，可以和信赖的人交流。

2周3天
第11天
／

宝宝在喝母乳时有可能把空气也一起吸了进去。哺乳后，最好可以竖着抱宝宝，慢慢地抚摸宝宝的背部或者轻轻地敲打宝宝后背让宝宝打嗝。如果忘了的话，有时宝宝自己会打个大嗝。如果5分钟也不打嗝的话，可以让宝宝横躺。一般情况下，比起母乳，牛奶更容易让宝宝打嗝。

产后内衣有多种多样。有只裹在肚子外面的、完全包围型的紧身衣和骨盆矫正带等。产后如果立即使用，可以使用支撑骨盆下方（大腿根附近）的类型。可以从下方支撑因为分娩而变得不稳定的骨盆，可以起到调整身体平衡的作用。

2周4天
第12天

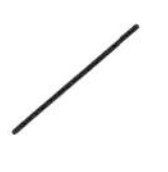

刚刚出生的宝宝生物钟还没有完全正常运作，所以不分昼夜的作息也是正常的。有的宝宝一天2/3的时间都在睡觉，也有宝宝睡眠很浅，不时地醒来。如果能找到让宝宝舒适睡眠的方法就好了，比如晚上帮宝宝洗澡，用包布把宝宝包起来等。

出院回家放松也不过是那么一小会儿。相信这一时期妈妈们也会因为不太习惯照顾宝宝而睡眠不足或者出现疲惫，特别是因为半夜哺乳、换尿布、让宝宝打嗝等事情让妈妈无法好好入睡。妈妈疲惫时可以和宝宝一起睡个午觉，或者让爸爸照顾宝宝，可以让妈妈身心都休息。

2周5天
第13天

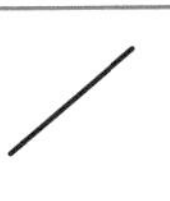

可能是因为宝宝在子宫内是浮在羊水里，所以很多宝宝都很喜欢洗澡。宝宝会吐奶弄脏身体，宝宝的新陈代谢也很活跃，还是要尽可能每天都帮宝宝洗澡。在宝宝满月之前为了防止感染，推荐用新生儿沐浴露。特别是要注意清洗脖子和腋下等皮肤有褶皱的地方。

宝宝出生后子宫很快缩小。这是在胎盘剥离后为了防止出血，子宫收缩引起的。产后6～8个小时，子宫会恢复到怀孕前的大小。产后12个小时子宫底会恢复到与肚脐水平同高。

2周6天
第14天

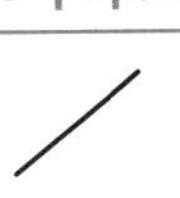

如果宝宝哭泣不止，可以试着营造和妈妈肚子里相似的环境。比如让宝宝听胎心音或者类似小河的流水声，用包布包住宝宝身体让宝宝处于和子宫内相同的封闭环境等，都会让宝宝安心。也有的宝宝喜欢听摩擦塑料袋的声音。

恶露情况如何？产后的“恶露”是指胎盘剥离后的出血、包裹宝宝的羊膜和子宫内膜等被排出的东西。虽然赤褐色的出血还在持续，但是慢慢地会变成黄色、白色，如果快的话1个月就会变成透明的白带。恶露平均持续6～7周时间。

写你所想备忘录

产后

3周

第15～21天

虽然视力还很弱，但是已经可以清楚看到妈妈的脸。

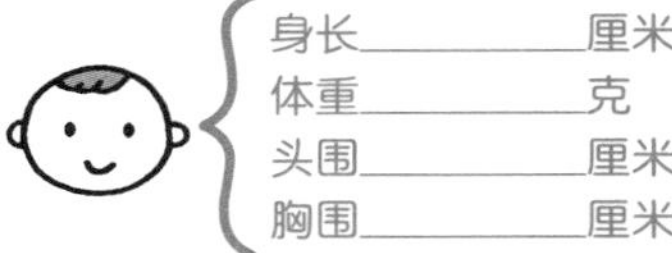

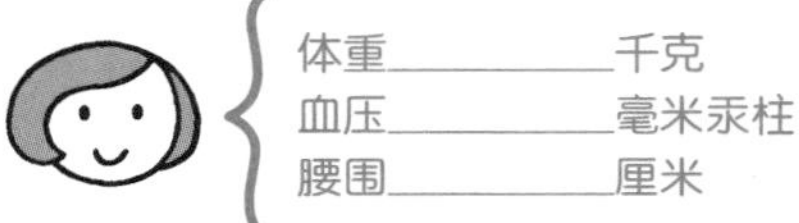

3周0天 第15天 ／

为了吸奶，宝宝在出生前就具备了吸吮反射能力。力度就和喝快餐食品中的饮料时的吸力一样大，宝宝会像在捋乳头一样吸奶。尽量让宝宝含得深一点，避免乳头受伤。出生后的5～6个月吸吮反射会消失，宝宝开始能自己吸奶。

哺乳时，让宝宝含得深到就像把乳晕隐藏起来一样。这样可以防止乳头问题的产生。如果乳头受伤时，可以用吸奶器吸奶停止哺乳。羊脂膏、乳头霜等药品是可以涂着哺乳的。如果伤口严重，涂药后用保鲜膜包裹让药物渗透可以让伤口及早恢复。

3周1天 第16天 ／

出生时四头身的宝宝在通过产道时，颅骨会相互重叠起来。那时的缝隙现在也在宝宝头顶附近，已经变软。这一结构叫作“囟门”，大脑和颅骨发育成熟后缝隙就会消失。就让它这样，不要抚摸。1岁半～2岁就会变得不再明显了。

因为忙着照顾宝宝，所以有时会觉得非常疲惫。可以尝试一下腹式呼吸。把手放在腹部上，一边按压一边吐气。诀窍就是让腹部放松然后吸气。这一呼吸法不仅是对内脏的按摩，也可以让妈妈放松从而更易入睡。

3周2天 第17天 ／

宝宝出生时是紧握着拳头的吧。有时也会在帮宝宝洗手时发现手内侧有很多污垢。请温柔地、慢慢地展开宝宝的小手。有这样一个说法，说是“宝宝是手握很多宝物出生的”。至于是什么宝物，某一天可以去问问宝宝本人。

乳房过胀或输乳管堵塞有时是因为上半身血液循环不畅。还没有习惯抱宝宝的妈妈会有些驼背，这也会让血液循环变差。可以仰躺着，弯曲旋转手臂，放松肩部和背部的肌肉。肩胛骨旋转可以让上半身的血液循环变通畅。

3周3天 第18天 ／

有没有想过宝宝是不是很少眨眼？宝宝的视力还只不过是0.01～0.05，被抱起时也只能看到妈妈的脸。为此宝宝对焦也要花时间，所以眨眼还很少。幼儿的眨眼次数是1分钟3～13次，小朋友是8～18次，成人会增加到15～20次。

为什么说产后不用眼睛比较好？分娩时，妈妈丢失了很多气血吧。再加上哺乳和持续的睡眠不足，妈妈也一直持续着气血不足。如果再加上眼睛疲劳的话，就可能会导致头痛和焦躁。请减少使用手机、平板电脑等。

3周4天
第19天

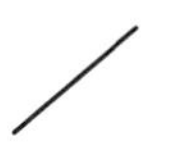

在妈妈肚子里时，宝宝的体温调节功能一点点强大起来，但是自主神经的功能还未成熟。因此，宝宝的体温也易受房间温度的影响，据说夏天会容易变得稍高，冬天会容易变得稍低。宝宝的平均体温是37℃左右。虽然也因季节不同有所变化，但是请让室内温度保持在20 ~ 25℃，湿度保持在60%。

宝宝越是吸奶，妈妈的子宫收缩就越会加剧。这是因为乳头受到刺激致使体内内分泌腺分泌了促使子宫收缩的催产素。身体也因为哺乳而有所恢复。催产素可让身体放松，让妈妈感觉到对宝宝的爱意。

3周5天
第20天

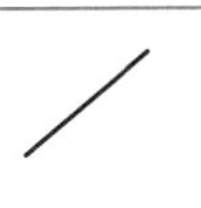

睡着的宝宝一直都是“大”字形的姿势。有“因为释放了身体的力量”“胎儿姿势的相反姿势”“为了不妨碍到内脏功能的运作”“从手部释放热量调节体温”等诸多说法。虽然夏天可以是“大”字形的姿势，但是冬天的话要反复把宝宝的手放回包布里。这也将会成为育儿的美好回忆呢！

为什么明明很拼命地想要产奶，却总是没有呢？有的妈妈之前还有母乳，却因为乳腺炎等问题，产奶变困难。母乳分泌是非常敏感的。首先不要逼自己，从放松开始吧。耐心地让宝宝吸奶，如果不够的话也可以借助配方奶粉的帮助。

3周6天
第21天

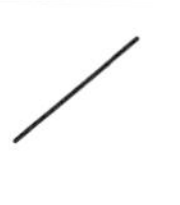

有的宝宝睡眠时间慢慢变长，有的宝宝喝完奶后会立刻醒来，有的宝宝喝再多奶也会大哭不止。房间是不是太热了？有没有打过嗝？如果想不到原因的话，也有可能是“哭泣运动”。“宝宝多哭一点也可以”，只要抱着这种想法就行了。

虽然马上就可以告别卧床期了，但是不是比起身体，精神更疲倦呢？因为分娩后一直没有外出，只忙着照顾宝宝，所以即使积攒了压力也是正常的。利用能够帮忙育儿、料理、洗衣、购物的“月嫂服务”也是一种方法。可以查找一下。

写你所想备忘录

安心贴士㊵

重视新生儿访问

社区卫生服务中心会派遣保健师、助产士等到有宝宝的家庭，提供育儿、哺乳、疾病预防等育儿咨询服务。这一时期，相信对哺乳、身体的恢复会有各种各样的疑问。可以请他们测量下宝宝的身长、体重、头围、胸围，确认下宝宝股关节的活动状况，请他们给予有关宝宝睡眠节奏的建议。一定要重视新生儿访问。

产后 **4**周 第 22 ～ 28 天

因为就像在子宫里一样温暖，所以最喜欢妈妈的怀抱了。

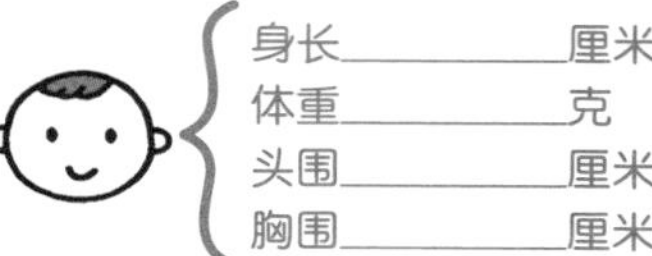

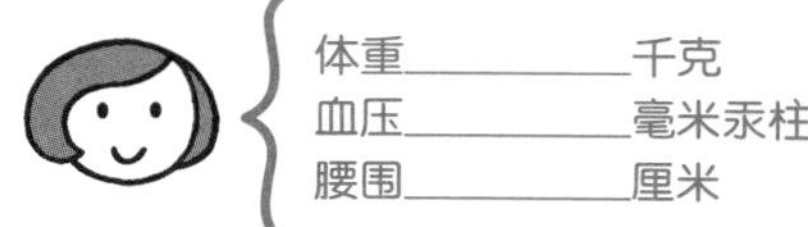

4 周 0 天
第 22 天

宝宝的触觉非常敏锐。在妈妈的肚子里时，触觉也是最早发育起来的。在刚刚出生的现在，已经可以感受到疼痛和瘙痒。当被妈妈抱起时，就像是在子宫内蜷缩成一小团时的感觉。可以从妈妈柔软的皮肤体会到舒适和温暖。

比较疲倦或者在想事情的时候是不是会沉默地照顾宝宝呢？宝宝醒着时，还是请多和她（他）说话吧。或是摸摸宝宝的小脸蛋，或是在换尿布时摸摸宝宝的皮肤，来让肌肤与肌肤接触的时间更充足吧。

4 周 1 天
第 23 天

宝宝的皮肤只有成人的一半厚。因为表皮最外侧的角质层也很薄，所以皮肤保护层很脆弱，容易变得干燥。宝宝之所以看上去水灵灵的，是因为体内水分很多。因为水分容易从皮肤蒸发，所以可以使用保湿霜等保护宝宝的皮肤。

觉得育儿像不像长距离马拉松？每天照顾宝宝，是一个枯燥的工作。如果有“没有自己的时间”“不应该是这样”的想法闪过大脑，要和丈夫、身边的友人表明心里的疲惫。请不要一个人逞强。

4 周 2 天
第 24 天

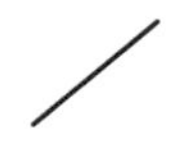

刚出生宝宝的大脑重约 400 克。这相当于成人大脑重量的 1/4，1 岁会达到 900 克，3 岁达到 1 000 克。大脑的神经细胞已经达到和成人同样数量。只是传递信息的细胞之间的连接还不成熟。现在，宝宝的大脑接受每天生活的刺激，正在以惊人的速度发育着。

产褥期血液制造跟不上，容易贫血。除了铁，还要积极摄取蛋白质、铜、维生素 B_{12}、叶酸。牡蛎、动物肝脏、菠菜、大豆制品所含铁、叶酸都很丰富。羊栖菜富含铁和铜，鸡蛋富含维生素 B_{12}。大豆、羊栖菜等炖菜可以较多摄取到铁、铜、叶酸。

4 周 3 天
第 25 天

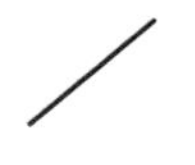

因为到出生后 3 个月为止，宝宝胃部入口的肌肉还不发达，所以吃母乳或牛奶容易反流。有时可能像一滴滴溢出来一样吐奶，也有时可能像喷水一样吐奶。此后如果宝宝过得很开心且体重也增加的话，就不用担心。如果持续吐奶吐得很猛的话，请就医。

肩部、腰部疲惫时需要审视的是姿势。哺乳时，是不是背部打弯了？如果能挺直腰杆抱宝宝或者哺乳的话，就可以让松弛的腹肌和背肌慢慢恢复。侧坐也是骨盆歪斜的原因。这也会成为腰痛的原因，所以建议盘腿而坐。如果可以用毛巾热敷颈部和肩部，就容易放松。

4周4天
第26天

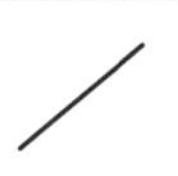

蒙古斑是宝宝在妈妈肚子里时在皮肤真皮的地方残留的色素细胞引起的。就是臀部、腰部、背部上可以看到灰青色色素斑。虽然多见于黄种人，但是黑种人身上也会出现，偶尔也可以在白种人身上看到。刚刚出生时颜色非常明显，但是到10岁左右就会自然消失。

在怀孕过程中增加的体重大半都会在分娩之后减去。剩余的一部分都是水分会被作为汗液和尿液排出，还有一部分会形成母乳。如果怀孕过程中增加的体重处于正常范围内的话，就会通过哺乳而让体重自然减去。特别是3个月左右母乳的分泌量会增加，所以不用太焦躁。

4周5天
第27天

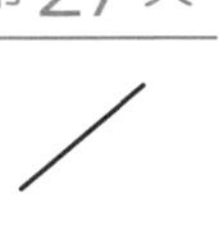

就要接受产后42天的健康检查了吧。健康检查是为了确认宝宝的发育，在此后的3个月、6个月、10个月、1岁、1岁6个月都要进行。42天时的健康检查除了测定身长、体重、头围、胸围以外，还会进行原始反射的观察，确认哺乳、排泄物的状况。也会检测宝宝是否有眼睛、耳朵、心脏的先天异常。

因为分娩时膀胱肌麻痹，子宫压迫消失，所以产后妈妈去厕所的次数会减少。因此，也容易患膀胱炎，所以要多补充水分勤去厕所。产后身体变化突然，要很长时间才能意识到身体的不适。如果有残尿感或者尿频症状，要及早就医。

4周6天
第28天

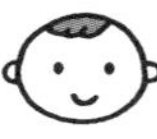

1个月前宝宝还和妈妈的脐带相连着，现在宝宝已经凭借着自己的力量生存了呢。也许宝宝已经开始适应了外面的世界，但宝宝仍然有很多没有发育成熟的功能。哺乳的频率如何？如果有“宝宝不喝”“不出乳”“体重不增加”等担心的事情，可以在产后42天健康检查时咨询。

在分娩这一大事告一段落后紧接的就是育儿了。因为育儿身体疲惫，有很多妈妈每天都会疲软无力。在无法保证睡眠时间的情况下，长时间地抱宝宝、哺乳……在漫长的育儿过程中，现在应该是体力最不支的时期。育儿不要完全按照教科书，要自己创造自己的轻松育儿方法。

写你所想备忘录

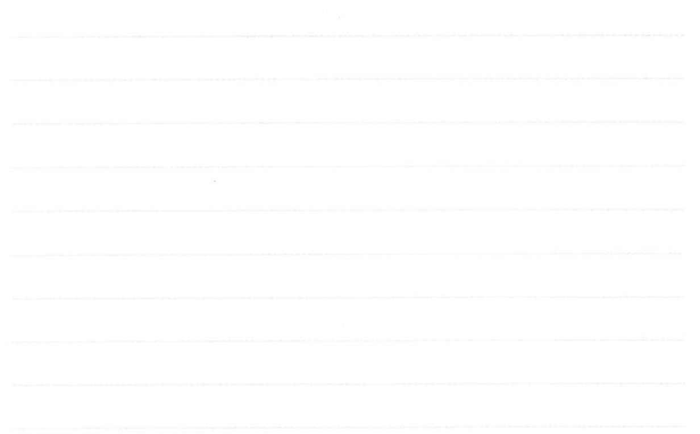

安心贴士㊶

产后42天检查

产后42天检查，是在医院进行“宝宝成长和健康状态的确认”“检查宝宝是否有先天性疾病”的环节，会进行心脏的诊查，呼吸音的听诊，确认肚脐、生殖器的状态，皮肤是否过敏，髋关节是否异常等。

此外，妈妈如果对健康状态有担忧也可以在健康检查时咨询。当然除了恶露的状况，也可以向医生诉说育儿的烦恼或进行咨询。如果可以带好哺乳次数、睡眠时间、大小便次数等的记录，会非常有帮助。

轻松母乳喂养的秘诀

最初的 1 个月，很难知道母乳的分泌是不是充分，让人担忧母乳量。
在这里为妈妈们介绍一些母乳喂养的秘诀。

重要的是在宝宝想吃奶时喂奶

虽然很多人认为生完孩子就会自动地分泌母乳，但事实上到母乳充分分泌还是需要时间的。此外，让母乳喂养顺利步入正轨还是有必要掌握一定诀窍的。最重要的是，要在宝宝想吃奶时喂奶。其次就是有坚持母乳喂养的毅力。让宝宝吸奶，就会分泌生成母乳的激素，就可以让母乳产生。宝宝哭泣时就会让人担心是不是量不够，如果宝宝看上去很想吃奶，可以多喂几次。频繁地喂奶就是让母乳喂养顺利步入正轨的秘诀。

只要这么做就可以！

基本母乳喂养 3 条

1 让宝宝张大嘴含乳头

让宝宝嘴巴像唐老鸭一样张开，嘴唇往外侧翻开，让乳晕完全被宝宝的嘴巴含住。以妈妈和宝宝正面相对的姿势抱着宝宝也是很重要的。如果只让宝宝含着乳头，可能会让乳头受伤。让宝宝含得比较深也不会感觉到疼痛。

2 宝宝想吃时无论宝宝要多少都给宝宝吃

一般情况下是每隔 3 小时喂 1 次奶，但是每个宝宝想吃奶的时机也各不相同。特别是因为新生儿的胃容量很小，所以有的宝宝每次只能吃一点，不到 1 个小时又会想要吃奶。因为母乳消化很快，所以是可以频繁让宝宝吃奶的，不会给宝宝的胃带来负担。所以请放心地在宝宝想要吃奶的时候喂奶吧。

3 妈妈以轻松的姿势哺乳

在母乳喂养步入正轨之前，因为要频繁喂奶，如果以妈妈会感到疲惫的姿势进行，只会让哺乳成为一件痛苦的事情。可以把枕头、靠垫放在背后或者腰后，使用好哺乳靠垫等，肩膀不要用力，用轻松的姿势进行哺乳。

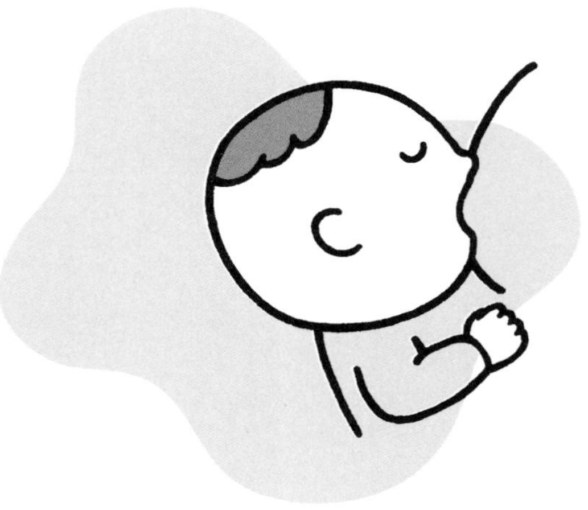

母乳喂养的益处有这么多

对于宝宝的益处

充足的免疫成分

在母乳中，初乳会有宝宝所需的很多免疫成分。免疫球蛋白 A、乳铁蛋白，还有杀菌效果。

消化吸收好

母乳的蛋白质、脂肪对于消化功能还不成熟的宝宝而言也是容易消化吸收的。

预防过敏

免疫球蛋白 A 遍布在宝宝的胃肠黏膜，防止异种蛋白质分子的入侵。

可以预防未来的癌症和生活习惯病

吃母乳可以让宝宝被免疫保护，除了预防少年时期、长大成人后的淋巴癌、白血病以外，还可以预防哮喘、糖尿病、肥胖等。

对于妈妈的益处

帮助子宫收缩

宝宝含住乳头可以刺激催产素分泌，帮助子宫恢复原来大小。

让体重容易恢复

如果哺乳的话每天可以多消耗 600 千卡热量，所以体重有更容易恢复的倾向。

减少患癌症的风险

母乳喂养中排卵被抑制，雌激素也会降低，可以减少绝经前罹患乳腺癌、子宫癌、卵巢癌的风险。

难以患上骨质疏松

有报告显示，断乳后妈妈的骨骼会变硬，更年期后患上骨质疏松的风险也会降低。

如果担心母乳量不足的话……

可以在这里对照一下母乳喂养过量或不足的标准

如果母乳喂养的话，很难判断宝宝到底吃了多少奶。特别是对于频繁醒来哭泣的宝宝，很难判断喂奶是否充足。确认的标准是宝宝体重的增加、哺乳的时间与次数、宝宝的情绪等。可以参考右侧的各项。

可以找医院的乳腺外科或者产科医生咨询

1 天中哺乳的次数、体重的增加等，在母乳喂养中充满不安和疑问。在这个时候，就可以找医院的乳腺外科医生或者产科医生咨询。也有在咨询和接受护理后，母乳喂养才得以步入正轨的情况。但也存在无论如何都无法开奶的情况，所以重要的是不要太逼自己。

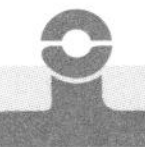

母乳满足度检查

□ **只是每天喂 8 次**

是否基本上每 3 小时哺乳 1 次，每次都吃差不多量的奶水。

□ **1 天会有 7 ~ 8 次淡色的排尿**

尿布被尿湿的次数是否和哺乳的次数一致。

□ **平均每天体重增加 30 克**

平均标准是 1 天 30 克，1 个月 1 千克。

□ **有精神且肌肤有弹性**

是否情绪如常，是否有精神，脸色如何。

□ **会排便**

如果是母乳喂养，有时可能数天才排便 1 次。如果和宝宝平日排便一致则没有问题。

※ 出生后 6 周为止的标准。

产后通过饮食调养身体

在全力冲刺完的产后，应该摄取什么样的饮食？在此，总结了产后的饮食要点。

产后2个月前都被称为“产褥期”

所谓产褥期，是指产妇从胎盘娩出至生殖器官完全恢复的一段时间，一般要6～8周。产后妈妈的胃肠功能也下降，所以要继续选取易消化吸收的食物。为了让母体恢复，要有让身体温热的饮食——比如推荐五谷杂粮加蔬菜、炖菜、材料丰富的汤、少许肉鱼类的菜单。要有意识地摄取富含优质蛋白质的肉、鱼、大豆等和羊栖菜、菠菜等食材。

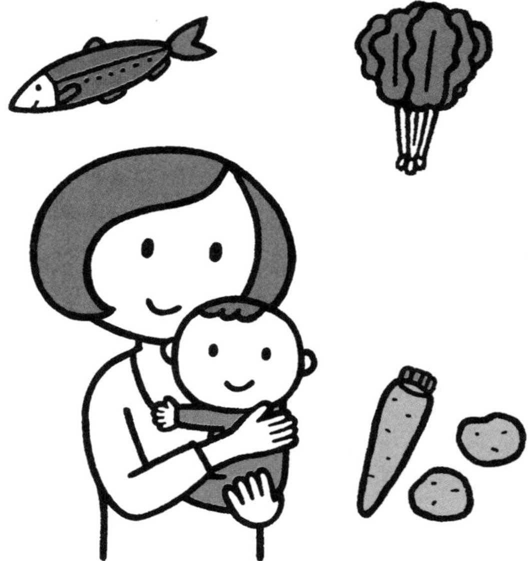

不仅仅是材料，吃法也很重要

吃易消化的

对于因为哺乳而睡眠不足、疲惫的身体，推荐易消化吸收的热饭菜。可以通过食用材料丰富的味噌汤、炖菜足量摄取蔬菜，有利于调养身体。

要多咀嚼，慢慢吃

为了照顾宝宝，吃饭也吃得慌慌张张，这是造成消化不良的原因。如果可以多咀嚼品味的话，就可以刺激中枢系统增加饱腹感，从而减少过食或者吃零食。

多饮水

产后因为要哺乳，所以非常容易渴。请多喝水让体内代谢物尽快排出体外。为了不让身体变冷，也推荐热汤、不含咖啡碱的温开水。

世界各国照顾产妇的特色做法

韩国

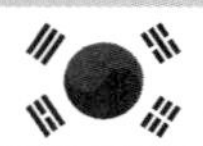

产后护理机构备受瞩目。不仅提供让妈妈身体能够恢复的饭菜，还可以让妈妈之间进行交流，进行新生儿育儿咨询。

中国

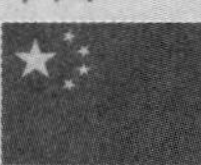

和韩国一样，有以产后养生为目的的月子护理中心。把照顾宝宝的绝大部分工作和家务事交给来帮忙的人，让妈妈的身体得以修养。

芬兰

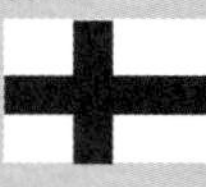

国家会统一发送被子、衣服等宝宝所需的东西。虽然没有特别的产后护理，但是男性的育儿假很容易申请，基本上都是夫妇两人一起育儿。

英国

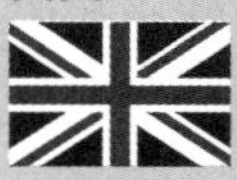

在医院分娩后24小时以内出院。分娩后28天内，护士或助产士都会免费进行家庭访问，进行母婴护理和接受育儿咨询。

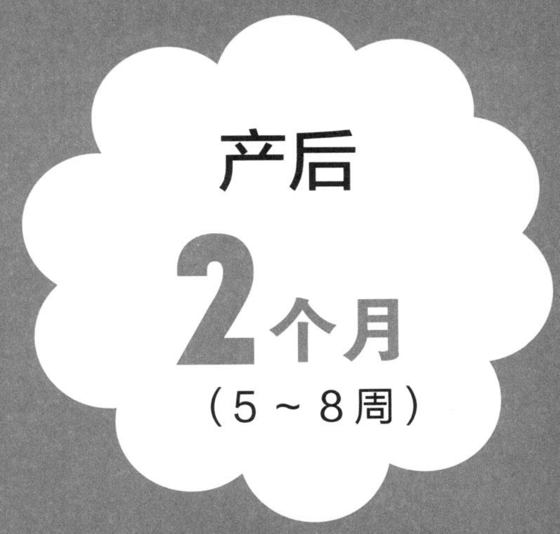

产后 2个月（5 ~ 8周）

这一时期的情况

宝宝

- 开始手脚乱动，脸部左右晃动。
- 有的宝宝吃母乳的时间间隔还没有统一，在宝宝想吃奶时就喂奶吧。
- 在产后 42 天检查时，让医生检查宝宝发育的情况。

妈妈

- 在健康检查时即使被告知身体状况没有问题，但这一时期身体依旧没有恢复如常。
- 因为半夜哺乳等忙于照顾宝宝，妈妈的疲劳达到顶峰。不要一个人承担过多。
- 可以开始做体操，让体力和肌肉慢慢恢复。
- 乳腺炎、乳头问题易发。

给爸爸的留言

在产后 42 天检查时，会被告知如果妻子身体恢复顺利的话，也可以恢复夫妻性生活。但是如果恶露还没有完结，则意味着子宫内的出血、胎盘剥离时的伤口还没有痊愈，所以还是等恶露完全结束时再开始性生活吧。有时因为育儿的疲劳、睡眠不足，妻子的性欲也会低下甚至全无。强迫她是不好的。

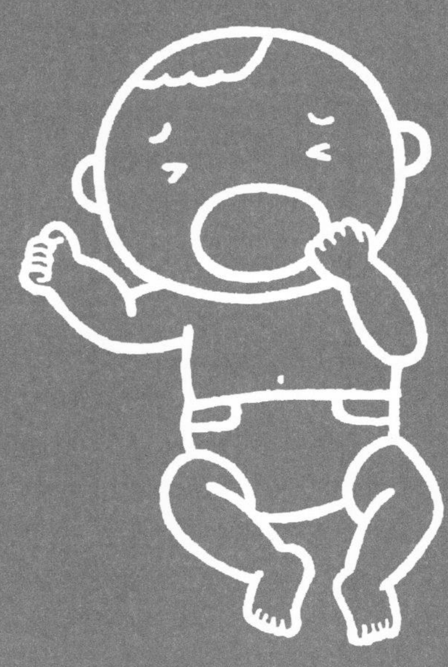

产后
5周
第 29 ～ 35 天

哺喂母乳量增加，体重增加。运动功能也发展起来。

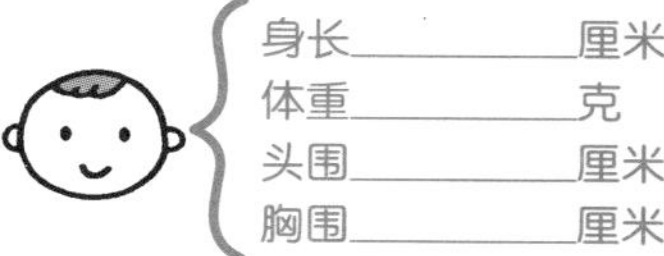

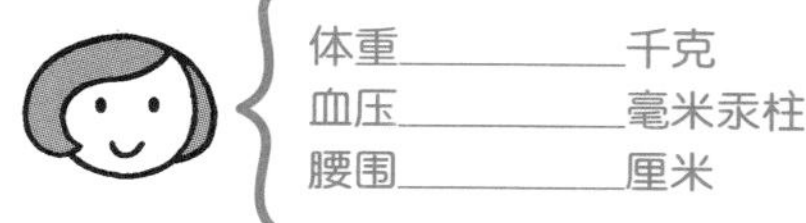

5周 0 天
第 29 天

从出生到现在已经过去了 1 个月，宝宝的体重也增加了 1 千克左右。脖子还有点摇晃，或是身体向后仰，或是手脚动个不停，运动功能也发展起来。虽然还分不清昼夜的区别，但是醒着的时间越来越多，也会一直盯着爸爸妈妈的脸。

在产后 42 天检查时，即使被告知“身体恢复很顺利”，但妈妈会因为育儿疲惫感觉不到也很正常。现在还是身体的康复期。可以理解为慢慢恢复体力的时期。如果产后 42 天检查时没有问题，可以开始泡澡。从淋浴切换到浴缸，慢慢地浸泡在浴缸里放松一下吧。

5周 1 天
第 30 天

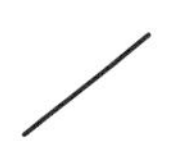

宝宝会经常出汗。这是因为在宝宝的身体里竟然有和成人数量相同的汗腺，汗腺出汗从而调节身体温度。而且，宝宝皮肤薄，很容易产生痱子等皮肤问题。在炎热的季节，要观察宝宝的情况，利用好空调。如果宝宝流汗了，就请帮宝宝更换干的衣服。

心率、血容量、肾脏功能等，在孕期的 10 个月中妈妈的身体发生了很多变化，却要在 6 ～ 8 周这么短暂的时间里恢复到怀孕前的状态。这一时期被称为“产褥期”，也是女性激素分泌量发生巨大变化的时期。分娩时达到顶峰，此后激素的分泌量会比孕前还要少，会出现类似更年期的症状。

5周 2 天
第 31 天

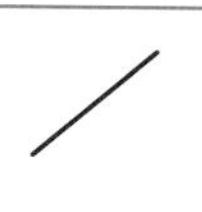

虽然也有个体差异，但是这一时期变得一次性可以喝更多的母乳或者牛奶。虽然有的宝宝晚上会睡 4 ～ 5 个小时，但有很多宝宝睡眠很浅会频繁醒过来。请不要觉得“晚上睡觉的宝宝真让人羡慕”“是不是我照顾得不得法”，就是有各种不同类型的宝宝。

产后关节、韧带变松弛，通过恢复体力是可以矫正的。还记得孕中期推荐的锻炼腰部和骨盆底肌的体操吗？仰躺立起膝盖，腰部缓缓上下抬起放下——这一体操对锻炼腰部肌肉、背肌、大腿内侧、骨盆底肌等大范围肌肉有效。

5周 3 天
第 32 天

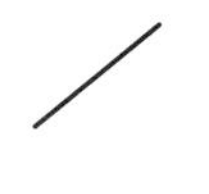

宝宝吃奶能力提高，单次哺乳时间缩短。产后 1 ～ 3 个月体重增加的标准是每天 20 ～ 30 克。在产后 42 天检查中，可以咨询宝宝喝奶的方式和母乳的分泌状况，以及排尿排便的次数如何等问题。因为粪便会残留在肠道中，所以有的宝宝排便次数会减少。

会阴的疼痛是不是有极大的改善？甜甜圈样式的坐垫还是必要的，如果有靠垫会比较放心的话，可以使用到觉得更轻松为止。会阴疼痛的时长会因伤口状况、缝合线的种类、缝合方法而有差异。如果这一时期仍旧伴有强烈疼痛就有可能是发生了感染，请前往医院就医。

5周4天
第33天
／

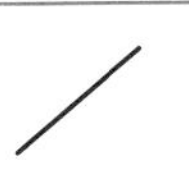

有的宝宝每天会多次排便，但是也有的宝宝3天都不会排便。排便正常是健康的标准，所以如果次数很少的确会让人担忧。请观察一下宝宝的情绪、排便时是不是看上去很痛，肚子是否有胀起来。如果排泄突然变差，请前往医院就医。

哺乳过程中体内分泌着产奶所需的催乳素。因为催乳素有抑制排卵的作用，所以哺乳期鲜有月经来潮。大部分妈妈会在产后半年到1年恢复月经，但是也有等排卵重新开始月经才会恢复的情况。但无论如何，都要做好避孕工作。

5周5天
第34天
／

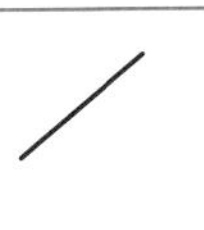

肚脐状况如何？入浴后可以温柔地用棉棒擦干水分，观察有无出血和干燥的情况。即使是凸肚脐，很多也会在腹肌发达起来后凹陷下去。肠子进入肚脐之中的脐带疝在宝宝1岁时发生的概率为90%，2岁时有95%的概率会自然康复。如果发现肿胀或者血肿，要就医。

如果抱宝宝的时间过长，就容易引起腰痛。预防腰痛要注意姿势问题。基本姿势是背部和地板呈垂直状态。蹲下站立时，都要注意保持垂直。支持身体的腹肌、背肌、大腿肌肉都会自然地得到锻炼，从而减少对腰部的压力。

5周6天
第35天
／

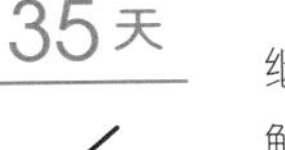

很快就要从宝宝浴盆毕业，可以和大人一起泡澡了。虽然还可以继续使用宝宝浴盆，但是肌肤与肌肤相接触会让宝宝觉得很舒服，似乎还有让宝宝适度疲劳、晚上睡得香的效果。因为宝宝的脖子还立不起来，所以如果可以事先准备好，能帮宝宝有技巧地穿上衣服就会让人放心了。

产后情绪变化巨大。产后1周都是“兴奋”期，从产后1周到产后1个月，是第一次育儿的“紧张”期。在产后超过1个月的现在，有很多妈妈都会因为疲劳累积，感觉到能量不足。如果觉得喘不过气，可以在丈夫休息时让他照顾宝宝等，让自己的身心得到放松吧。

写你所想备忘录

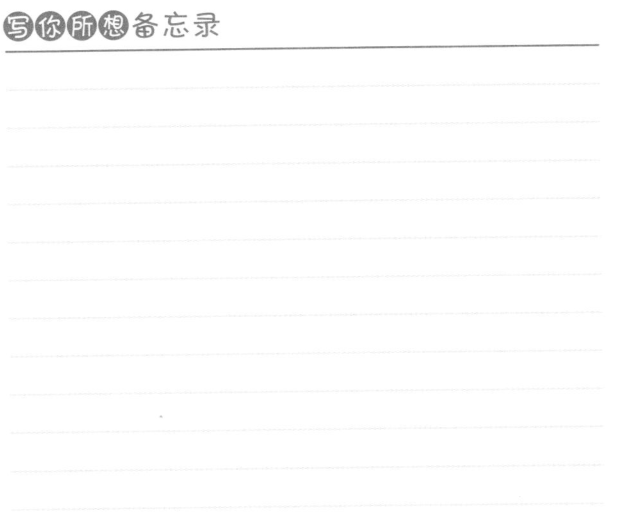

安心贴士㊷

产后性生活何时恢复

如果在产后42天检查中妈妈的身体没有问题的话，可以重新开始泡澡。会阴的疼痛和腰痛等症状也会在泡澡后得到改善。虽然已经可以开始性生活了，但如果还有恶露的话，要等待恶露排净。

只是，有很多妈妈因为育儿忙得不可开交也没有性生活的欲求。请告知丈夫自己的心情，不要产生误会。此外，就算没有月经可能也恢复了排卵，所以一定不要忘记做好避孕工作。就算还想要小宝宝，也要考虑到对妈妈身体的影响，最好至少有半年的间隔期。

产后
6周
第36～42天

如果宝宝和妈妈身体状况良好，可以慢慢开始外出活动。

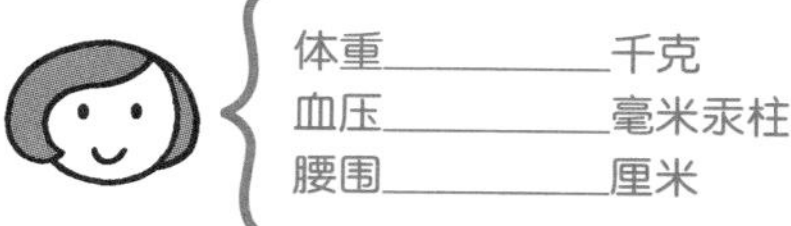

6周0天
第36天
／

在宝宝出生1个月后可以打开窗户让宝宝接触外面的空气。抱着宝宝一起远眺外面的景色也很让人期待。等宝宝适应了外面的环境，可以在天气好的时候带宝宝出去散步试试看，开始可以是5分钟，然后慢慢地延长。宝宝也可以借此转换心情，接触外面环境后宝宝的皮肤也会更健康。

产后激素平衡被打破，之前使用的护肤品不再适合，会被干燥、粉刺等问题烦恼，容易遇到皮肤问题。睡眠不足也会让皮肤状况变差，孕期生成的黑色素也有可能在产后沉淀到皮肤上。所以当宝宝入睡时，妈妈也可以一起睡。

6周1天
第37天
／

宝宝的视力慢慢发达起来，可以看到眼前的东西，也会追逐在眼前晃动的东西。宝宝最喜欢妈妈的脸了。对宝宝而言，即使四目对视都是让人开心的游戏。慢慢地移开脸庞时，宝宝开始追逐妈妈的脸庞。宝宝醒着时，可以给她（他）看玩具或者在她（他）眼前晃动玩具。

哺乳期容易饥饿吧。但因此就持续大量进食的话，有可能会引发不良后果。要尽可能避开油炸食品、巧克力、冰淇淋、咖喱、咖啡等刺激性食品，可以留心食用以鱼类为中心的饮食。如果嘴巴很馋的时候，可以吃一些小饭团。

6周2天
第38天
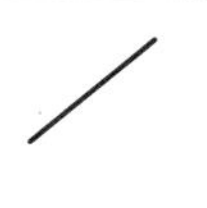

可以开始整段整段地睡眠，有的宝宝可以持续睡4～5个小时。有的妈妈会担心：“是不是要每3个小时叫醒宝宝哺乳会比较好？”不用特意叫醒宝宝，让宝宝睡着就好。宝宝舒适入睡时，不快乐指数就是0。每3个小时哺乳1次只是标准，所以在宝宝清醒时哺乳即可。

哺乳让食欲增加是再自然不过的。但是如果感觉到“明明很饱，却还想吃”这种过度的食欲，就有可能是精神、肉体紧张的信号。如果只有进食才能调节心情的，要缓和紧张情绪，放松，然后调整自主神经。可快速操作的是平躺后“放松全身进行深呼吸”。

6周3天
第39天
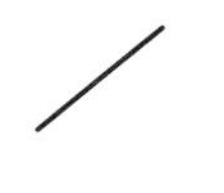

宝宝手脚的毛细血管还不发达，所以大人碰触的话就会觉得宝宝皮肤很凉。这并不是因为寒冷，所以不必担心。宝宝是否寒冷的标准是小腿和手臂前侧是不是冰凉。如果宝宝确实寒冷的话，可以确认一下房间的温度，多给宝宝盖一点。虽然被子里很暖和，最好能穿袜子。

因为酒精和咖啡碱会代谢入血液，所以如果饮用它们，同样会有一部分代谢入母乳。宝宝的体重仅仅是成人的1/10，所以容易出现不良反应，这是其中一个担忧。虽然也有意见说茶和酒精是调节心情和缓解压力不可或缺的，但还是建议要选择不含咖啡碱和不含酒精的饮品。

6周4天
第40天

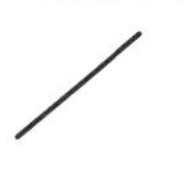

宝宝手脚乱动与其说是大脑下达的指令，不如说是接近脊髓反射的运动。也有一种说法是宝宝在子宫里是蹲着的姿势，所以出生后仰躺会让宝宝不安。如果宝宝情绪很好的话便不用在意，但如果宝宝哭泣不停，可以抱着宝宝摇晃，营造一种和子宫内相近的氛围。

在孕期因为子宫的重量作用在下半身上，所以出现了水肿和静脉瘤，现在是因为抱着宝宝，上半身的重量压在股关节上，腹股沟部的淋巴结被压迫，血液和淋巴液流动不畅，所以同样会出现水肿。可在帮宝宝换尿布时张开脚站立，会促进腹股沟部血液流动。

6周5天
第41天

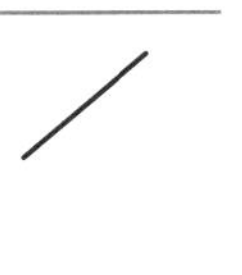

知道婴儿猝死综合征（SIDS）吗？是指睡眠中的宝宝突然停止呼吸而死亡的病症。作为预防，可采取不让宝宝趴着睡，让家里人戒烟等措施（已知香烟中的尼古丁对觉醒反应、呼吸中枢有不好的影响）。

因为女性激素的变化，出现情绪低落，导致产后抑郁，这是从产后数天开始到2周左右结束的一过性症状。而产后抑郁症则是指产后2～3周开始最短1个月，长的时候会持续数年的心理疾病。如果持续心情低落或者出现原来可以进行的家务现在也变得无力进行等症状时，请前往医院就医。

6周6天
第42天

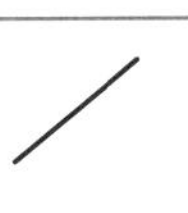

宝宝最喜欢身体抚触了。换尿布时，不要只观察排泄物，可以动动宝宝的小脚，摸摸宝宝的大腿，多做一些身体接触。或是运动运动宝宝的股关节，让宝宝的膝盖与膝盖合在一起，让宝宝的小脚底板互相摩擦。最后可以对着宝宝的小肚子吹上一口气，也可以想象一下宝宝会有痒痒的感觉。

有时也会因为忙于育儿而忽视了疲劳，不知何时自主神经就变差了。如果有乏力、晕眩、心悸等症状的话，也许就是“产后自主神经失调症”。可以按压颈后发际线处的“天柱”、内踝尖和跟腱中间的“太溪”穴。

写你所想备忘录

安心贴士㊸

子宫复旧

子宫恢复到原来的位置和大小被称为子宫复旧。孕晚期达到胃部高度的子宫，要在产后6～8周恢复到原来的位置和大小。母乳喂养时，帮助子宫收缩的催产素会出现，所以子宫会自然变小。适度运动身体可以促进恶露的排出，帮助下腹部肌力恢复的体操也对子宫复旧有所助益。仰躺屈膝抬起腰部，或是仰卧起坐，这些都可以促进下腹部血液流动，帮助阴道和外阴的恢复。

产后

7周

第43～49天

宝宝在喜怒哀乐上开始出现变化。

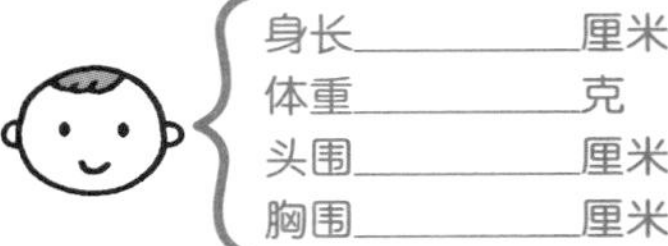

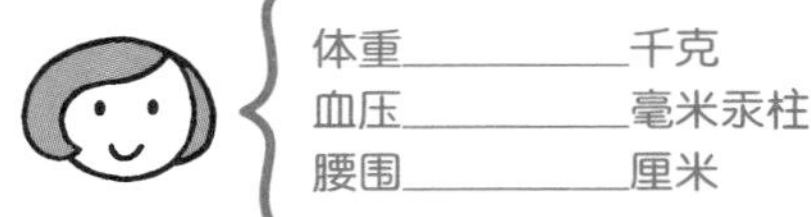

7周0天 第43天

/

哭法上出现变化。原来一直是一个调子在哭泣，但是现在有没有觉得宝宝肚子饿的时候和撒娇的时候宝宝会有不同的哭法呢？在日常察觉到宝宝的成长会让人喜悦吧。除了睡眠、哭泣以外，也许马上就可以看到宝宝醒来后发呆的样子了。

这一周是宝宝出生后的第7周。照顾宝宝就是每天同样事情的重复，所以转换心情是非常重要的。可以看杂志、报纸，做做简单的手工艺品、插插花也是很不错的。要点是可以在短时间完成且身体的负担少。可以巧妙选择，放松身心。

7周1天 第44天

/

这一时期，宝宝睡觉时大多会朝着一个方向。宝宝睡偏头让很多妈妈都会担心宝宝头的形状。睡偏头会在宝宝脖子可以立起来的4个月时自然消失，成长时头部的歪斜就会变得不再显眼。如果在意的话，可以使用甜甜圈枕，或者用浴巾卷起来在一侧做出一个小凸起。

乳腺炎产生的原因除了饮食以外，还有“哺乳间隔的变化”“宝宝吃奶的方法”“压力”等。把宝宝的下巴对着乳头朝向调整到右边、左边、下边等，让宝宝从各个角度吃奶。这也可以预防宝宝对乳汁的过度吸取。为了促进上半身血液循环，建议多做手臂旋转和肩膀的拉伸运动。

7周2天 第45天

/

宝宝也有喜欢的抱法。如果竖着抱可以让宝宝平静的话，要采取好好支撑起宝宝脖子的抱法。但是这将给宝宝的脊柱带来负担，所以请注意不要长时间地竖着抱。竖着抱也会让宝宝视线中的风景变得很不同。一起和宝宝在家里试试吧。

一直抱着宝宝的话，会觉得很累。宝宝体重增加，妈妈手臂的负担也会增加，所以请用全身去支撑宝宝的重量。疼痛时，可以用绷带等固定手腕，因为抱起宝宝时也会对手腕有负担。因此，时常换换支撑着宝宝头部的手臂也可以起到缓解作用。

7周3天 第46天

/

比起新生儿的时候，宝宝笑的次数越来越多。然后，不久的将来宝宝在感觉“喜悦”“开心”时会展现一个灿烂的笑容吧。宝宝的笑容真的很有治愈效果，是给从出生到现在辛苦育儿的爸爸妈妈们的一份最好的礼物。

关于育儿，外婆和奶奶有没有告诉妈妈什么秘诀？忙于照顾宝宝和料理家务时还有人在旁边说“还是这样比较好”“那样不行”等，真是让人感觉到疲惫。在育儿上既有从古至今流传下来的重要智慧，也有随着时代变迁而需要改变的部分。如果产生混乱时，还是优先听取育儿专家的建议。

7周4天
第47天

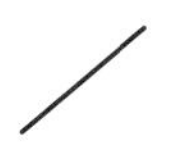

相信有不少妈妈会因为宝宝哭个不停就不知所措。喂了奶但还是哭泣，以为睡着了但是又立刻醒来大哭……紧张得不知所措时，要知道身边还有亲人还有丈夫，可以让他们看看宝宝的情况，妈妈还是躺一会吧。稍微离开宝宝一会放松一下，力量就又回来了。

身边有这样的人吗？妈妈可以自由地向他／她诉说育儿的疑问、感想吗？仅仅是诉说也可以使心情舒畅，很多时候会让妈妈对育儿变得积极。还有很多的育儿用品，可以尝试一下。即使只能让宝宝和妈妈变得稍微轻松些，也要运用好那些方法和工具。

7周5天
第48天

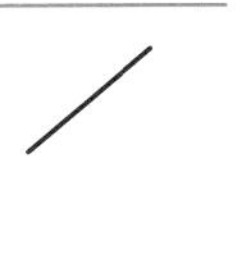

这一时期在脸颊、额头、发际线上产生的湿疹叫作“婴儿脂漏性湿疹”。宝宝在妈妈肚子里受妈妈体内激素的影响，因此到出生后的3个月之前皮肤的脂肪含量多，容易发湿疹。虽然大部分都会自然痊愈，但如果是湿软湿软的话，要就医涂药治疗。

因为育儿太过紧张，有的妈妈很想睡觉却无法入眠，出现失眠。失眠有时是因为叫作雌激素的激素分泌减少。孕期非常嗜睡，是不是因为雌激素分泌多呢？包括中药在内，药物有多种多样。也可以参考第148页第51天调节自主神经的体操。

7周6天
第49天

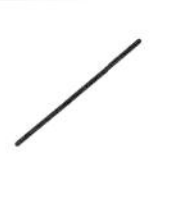

有不少宝宝坐着抱会哭，站起来走着抱就不会哭泣。也有研究报告显示，一边走一边抱着宝宝时，宝宝的心率会下降，宝宝会处于放松的状态；比起坐着抱的时候，站着抱哭泣的概率会减少90%。站着抱宝宝的时候如果有背带或者背巾会非常轻松，在家中也可以好好利用。

很在意哺乳期服用药物对宝宝的影响吧。也有可能应诊医师会告知暂停哺乳，不放心的话，还是到妇产科多做咨询。

写你所想备忘录

安心贴士㊹

利用好月子护理中心

在这一时期，还有很多宝宝会睡睡醒醒。也有宝宝醒着时会哭个不停。如果对育儿感到疲惫，对日常生活有不适感，可以查一查附近有没有月子护理中心。

月子护理中心里24小时都会有助产士给出生不久的宝宝和妈妈提供护理。除了去乳腺外科、咨询中心等咨询以外，还有很多可以提供瑜伽锻炼、宝宝抚触等的机构，还可以选择月子护理中心的日间型或住宿服务。

产后

8周

第 50 ～ 56 天

体重增加，宝宝比出生时要结实多了。

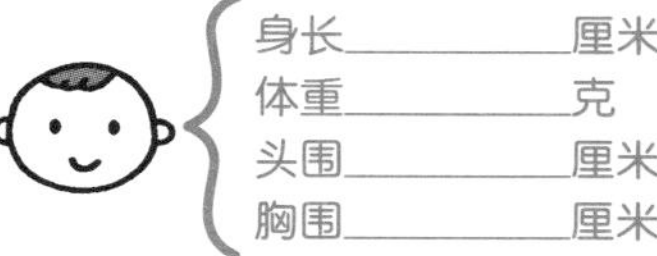

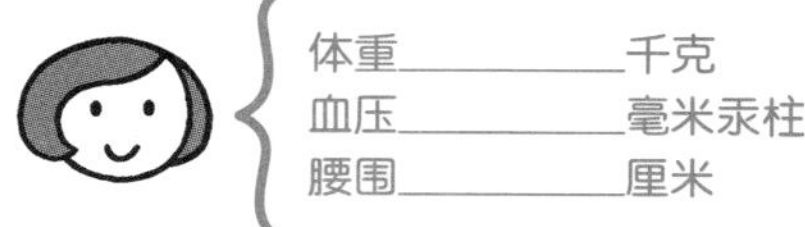

8 周 0 天
第 50 天
／

育儿烦恼中最多的就是“睡觉”“哭泣”两个。明明哺乳结束时宝宝睡着了，但一放回床上就哭。一直是这样的重复。让人觉得“宝宝的背上是不是有一个开关呢”。这种时候也许可以尝试“躺着喂（睡觉时的哺乳）”。

今天是产后的第 50 天。也许有些妈妈已经分不清是产后的疲倦还是育儿的疲倦。努力了 50 天，育儿让妈妈碰到了许多第一次，应该是身心都很紧张。要如实地告诉爸爸平日所感觉到的各种心情和疲惫，如果可以两个人一起共同育儿就再好不过了。

8 周 1 天
第 51 天
／

宝宝的睡眠是否昼夜颠倒？成人是配合着 24 小时的节奏，但是宝宝要适应 24 小时的节奏需要 3 个月左右。在一点点适应昼夜的过程中，一时间可能会发生颠倒的情况。出生后 3 个月左右，宝宝就可以开始分清昼夜的区别了。

为了能稍微缓解身体的疲惫，可以试着做做能调节自主神经的体操。首先抱着双膝仰躺，放松身体。吸气的同时，抱着膝盖浮起腰部，一边吐气一边把膝盖蜷缩至胸口弓起背部。慢慢地反复 5 ～ 10 次。腹肌会有锻炼效果，也对体力的恢复有帮助。

8 周 2 天
第 52 天
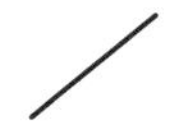

如果产后 2 个月就要回归职场的话，就会很在意到底能哺乳到何时吧。越来越多的妈妈开始背奶了。白天在公司时可以找个时间挤奶冷藏起来，这样做才可以维持母乳的分泌。然后回家再进行哺乳。如果妈妈身体适应了哺乳和取乳，则容易继续进行哺乳。

这一时期重要的是：“如果育儿太过辛苦不要一个人硬撑着，也要依靠他人。”如果附近没有产后护理中心，可以找找看有没有月嫂。因为这些月嫂知道产褥期里必需的事项，所以可以不用客气拜托她们做你希望她们做的。

8 周 3 天
第 53 天
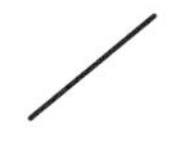

即使是顺利接受母乳喂养的宝宝，也会有“体重不增加”“是不是体重增加太多”的担忧。母乳喂养的烦恼真是无止境啊！ 1 岁之前是人在一生中成长最重要的时期。这一时期的体重增加不会导致肥胖，所以妈妈可以完全满足宝宝对母乳的需求。

产后容易出现漏尿和子宫下垂。就算没有症状出现，也要多多练习能够恢复骨盆底肌力量的拉伸运动。①仰躺，腰部贴住地板，双腿合拢举起与地板成 90 度。②尽可能地张开双腿。③慢慢合上腿回到原来位置。注意动作要缓慢、标准。

8周4天
第54天

这个时期有很多宝宝，就算逗他们，他们也很少有反应，因为宝宝们要努力地接受爸爸妈妈的刺激。眼睛的动作如何？即使仅仅是一直盯着看或者用眼睛追逐眼前的东西，也是宝宝可以自觉运动的出色表现。再过一段时间，宝宝“开心”“喜悦”的情绪就会表达出来，可以愉快地微笑了。

有很多妈妈会担忧母乳是否足够。努力地进补有时也达不到期待的效果。有些妈妈应该已经尝试了很多办法。相信努力绝对不会白费。对宝宝的爱意不仅仅表现在母乳喂养一个方面。如果去乳腺外科尝试无数种方法也最终没有效果的话，在哺喂母乳后加喂奶粉也是一种方法。

8周5天
第55天

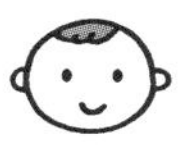

如果每次哺乳后宝宝都会打嗝就好了。如果不打嗝的话，之后也可能会以屁的形式排出。偶尔可以做做排气操，让宝宝更容易排气。或是像骑自行车一样慢慢地蹬脚，或是两腿并拢左右扭腰，或是仰卧轻揉腹部也更容易排气。

“睡眠不足和身体的疲惫要持续到什么时候？”相信有很多妈妈都有这样的疑问。宝宝的身体日益结实起来。大约在第4个月，宝宝的脖子就可以立起来，大约在第6个月宝宝就可以坐了。随着宝宝的成长，在和宝宝做游戏等方面爸爸的出场频次增加，妈妈也会一点点轻松起来。

8周6天
第56天

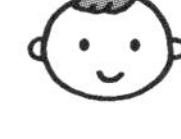

宝宝的免疫力以出生后6个月为分水岭，会一点点减弱下去。母乳虽然会给宝宝提供一定的免疫力，但是还是请接受疫苗接种吧。在出生后6个月之前，有6～7种预防接种疫苗，接种次数在15次以上。宝宝的预防接种手册上会有介绍。

妈妈的身体因为怀孕、分娩、育儿而积累了疲劳。当丈夫和宝宝去散步等宝宝不在身边时，会觉得松了一口气，这就是持续紧张的一个证明。为了宝宝在身边时妈妈也能放松，可以多做腹式呼吸或拉伸运动。

写你所想备忘录

安心贴士㊺

拉伸运动的效果

虽然产后肌肉松弛、关节不稳定，但是可以反过来利用这一特征，把身体重新打造成比孕前还要健康的状态。拉伸运动对骨盆护理、锻炼骨盆底肌有效果。

站着抱宝宝的时候，张开双脚比肩膀稍宽。哺乳时不是侧坐而是要盘腿而坐，坐着帮宝宝换尿布时要打开腿。可以一边逗宝宝一边缓缓地弯下腰，膝盖往外侧弯。调节好骨盆，可以促进血液循环也可以让体形变好看，从而获得美体的效果。

宝宝一直哭的时候该怎么办

就算知晓宝宝爱哭，每天与之相处也是很难的。
一起来剖析一下“哭泣”，让我们来尝试各种方法吧！

认为自己“回应了宝宝的哭泣”

宝宝的“哭泣”中最让人为难的就是你不知道她（他）想要什么。新手妈妈仅仅碰到“哺乳、换尿布、哄宝宝睡觉”就举双手投降也是很正常的。但是对于宝宝而言，哭泣就是传达心情的一个手段。如果分不同状况去思考的话，也许就可以稍微看清楚一点宝宝是想传达一种什么样的心情。虽然很多都不明白，但是可以先从想到的事情开始尝试。

即使如此宝宝也依旧哭个不停的话，运用让宝宝停止哭泣的小东西、在宝宝哭泣时陪他（她）玩也是有效的。婴儿餐椅、背带、无环背巾、宝宝喜欢的音乐 CD 等，有很多“可以使用的东西”。

哭个不停时① 不快乐的时候

宝宝

- 想要抱抱
- 肚子饿了
- 尿尿了，便便了
- 很热
- 很冷
- 很困
- 打不出嗝很恶心
- 刺痛
- 痒等

对于“不快乐的哭泣”可以这样 →

妈妈、爸爸

- 抱抱
- 哺乳
- 换尿布
- 给宝宝脱、穿衣服
- 拍打宝宝后背帮助宝宝打嗝
- 脱掉宝宝衣服，检查是不是有什么刺激到皮肤
- 检查宝宝皮肤上是不是有湿疹

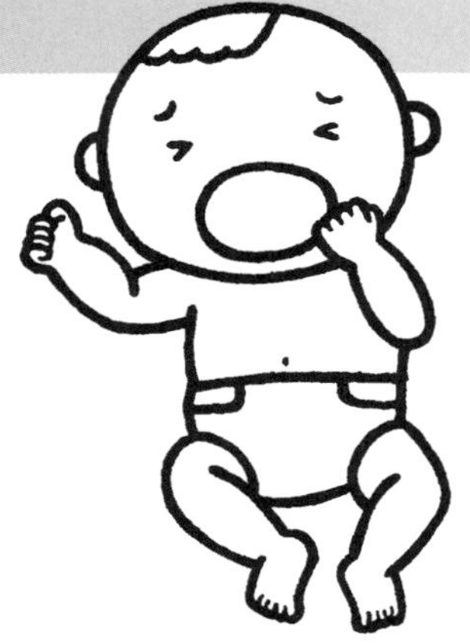

如果解除宝宝哭泣的原因宝宝会顺利地停止哭泣

因为不快乐而哭泣还是比较好懂的，只要解除原因，大部分时候宝宝就会变得轻松安静下来。即使刚开始不明白，随着相处得越来越久，妈妈也会慢慢开始明白宝宝的要求。

哭个不停时② 寂寞、想要撒娇的时候

宝宝

- 想和爸爸妈妈玩
- 不喜欢一个人待着
- 不喜欢身体现在的朝向
- 总觉得不安
- 不开心等

对于“寂寞、想要撒娇的哭泣”可以这样

妈妈、爸爸

- 抱抱
- 和宝宝说话
- 到宝宝附近
- 竖着抱、横着抱等，可以改变抱法
- 给宝宝洗澡
- 按摩
- 出去散步，让宝宝接触外面的空气
- 带宝宝去安静的地方
- 带宝宝去热闹的地方

可以试试像是在子宫里一样有紧贴感的抱法

即使排除掉了不快乐的原因但宝宝依旧哭个不停时，也许是宝宝有他们也搞不明白的不明朗心情，像是总想要撒娇，又像是寂寞或不安的心情。可以用婴儿包布或是背巾抱抱宝宝，或是陪着宝宝睡，试试让宝宝的身体有紧贴感。

哭个不停时③ 身体不适的时候

宝宝

- 发热
- 腹泻
- 有鼻涕
- 咳嗽
- 有眼屎
- 湿疹严重

身体不适的时候可以这样

妈妈、爸爸

- 如果宝宝很有精神、心情也不差时要观察宝宝的样子
- 和平时不同，看着软弱无力时要去儿科门诊就医

像被火烧一样大哭时，要观察宝宝的身体状况

宝宝身体状况不好的时候，哭法也和平日有所不同。突然像被火烧一样大哭时，就是某个部位疼痛或痛苦的表现。宝宝的脸色如何、哺乳的情况如何、排泄物有没有变化等，要好好观察宝宝的状态。同样的疼痛也有多种可能性，既有可能是腹痛，也有可能是因为中耳炎耳朵疼痛。也有很多时候弄不清宝宝身体不适是因为什么，这时可以前往能够综合诊治的儿科门诊就诊。

对哺乳有益的饮食有哪些

产妇注意饮食生活，可分泌高品质母乳。

清淡的饮食最佳

蛋糕、油炸食物等高脂肪食品会让输乳管更容易被堵塞，也更容易引起乳腺炎等问题。到母乳喂养步入正轨的产后3个月前，都要回避高脂肪饮食，可以说和孕期一样，清淡饮食对母乳分泌有益。

但是，母乳中的成分不会因为摄取的食物而产生改变，营养和免疫也不会发生改变。如果妈妈的身体状况良好，偶尔吃蛋糕、油炸食物也不会让母乳的味道变差。

想知道更多！饮食对哺乳的影响 Q&A

Q 咖啡、红茶等含咖啡碱饮品每天最多喝几杯？

如果过量饮用咖啡、红茶、绿茶等含有咖啡碱的饮品后哺乳，会让宝宝难以入睡。1天2～3杯虽然没有问题，但还是尽量饮用大麦茶、香草茶、黑豆茶等不含咖啡碱的饮品。

Q 饮用含酒精饮品时的注意事项有哪些？

饮酒后30～60分钟就可以从母乳中检测出酒精。母乳中的酒精浓度和血液中的酒精浓度基本是同一水平。虽然一瓶350毫升的啤酒没有问题，但是可以先挤奶一次后再哺乳。

Q 妈妈感冒时也不能吃药要硬扛吗？

有一部分药物会代谢到母乳中。不用担心感冒药，所以不用停止哺乳。如果实在是担心，可咨询医生。

Q 不可以吃甜的或者甜品吗？

就是会有想吃甜食的时候呢。因为蛋糕等甜品会导致输乳管堵塞，所以推荐食用水果。不要一次性吃很多，而是要有计划地食用。

Q 是不是控制辛辣食品比较好？

是的，但稍微吃一两次辛辣食品问题也不大。只要不过度食用就没有问题。

Q 吸烟会对母乳有影响吗？

香烟会引起猝死和呼吸系统疾病等，对宝宝都是恶劣的影响。因为二手烟同样让人担忧，所以不仅仅是妈妈，爸爸也要戒烟。

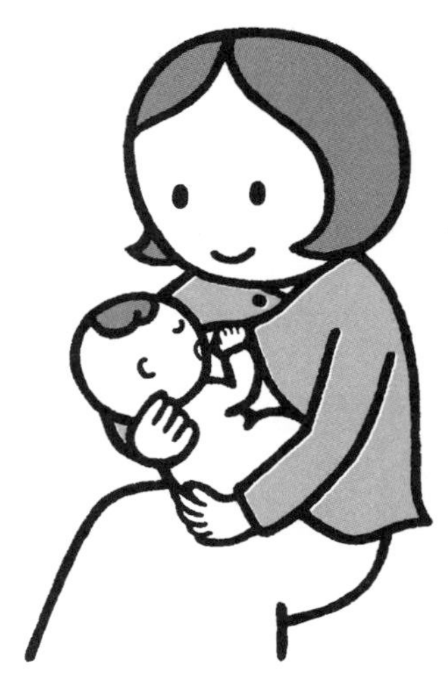

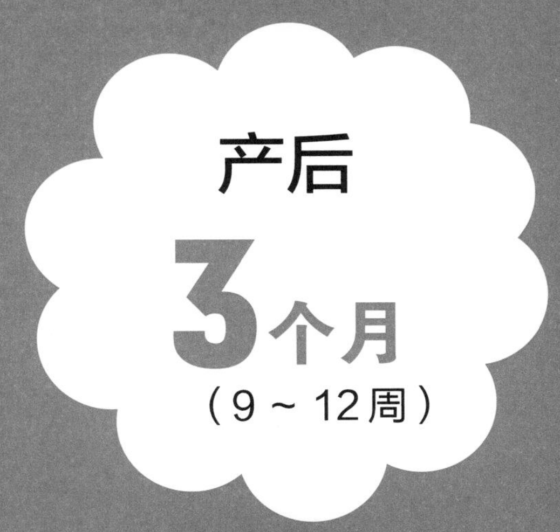

产后 3个月（9～12周）

这一时期的情况

宝宝

- 手脚活动更加灵活，也有的宝宝会把手放到脸前一直盯着看，然后吮吸手指。
- 逗宝宝的话，宝宝会很开心，会开始发出“啊”“呜”的声音。
- 有的宝宝肚子饱了就会自己离开妈妈的乳头。
- 可以在早上、傍晚等安静的时间里，抱宝宝出去散步。

妈妈

- 身体慢慢恢复起来。也许正是因为不分昼夜的育儿而疲劳感最强的时期。
- 脱发只是暂时的，半年左右就会恢复。
- 继续多做能恢复骨盆底肌、腹肌、背肌力量的体操。
- 已经习惯以育儿为中心的生活。要多和爸爸交谈、共享宝宝的成长点滴，共同思考如何消除因为生活发生翻天覆地的变化而引起的疲劳。

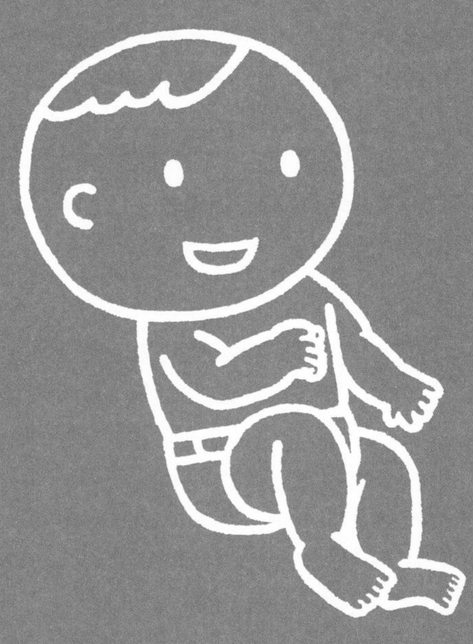

给爸爸的留言

看到因为育儿而忙碌的妈妈，有的爸爸会觉得寂寞或者觉得自己是多余的。这种时候，爸爸应该积极参与到育儿之中，和妈妈共享育儿的喜悦和艰辛。因为凡事都是头一回，所以如果爸爸可以在一旁帮忙的话，妈妈会非常有底气。据说妈妈看到爸爸和宝宝交流的样子，妈妈对爸爸的感情会越来越深。

产后
9周
第57～63天

和宝宝说话，帮宝宝洗澡，会促进宝宝的生长发育。

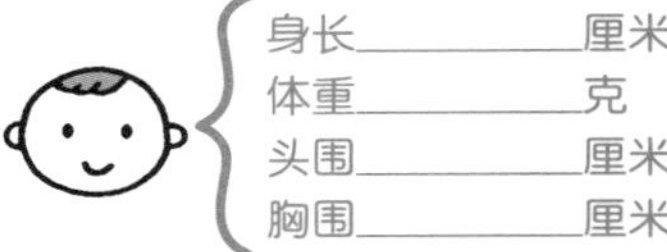

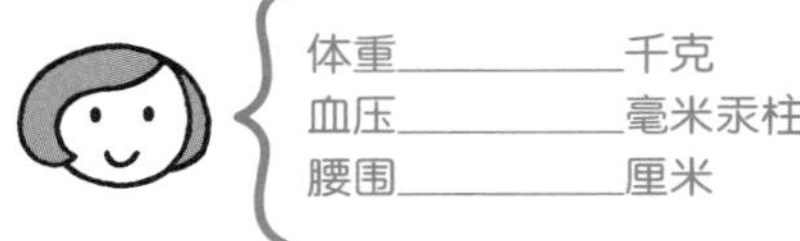

9周0天 第57天 ／

如果在意宝宝的身长和体重，可以查询一下宝宝发育曲线。发育曲线的百分值可以让妈妈确认在100个宝宝中，自己的宝宝处于什么位置。这一时期因为个体差别很大，所以只要宝宝吃得好、睡得好，就不用那么担心。可以从宝宝每天的状态进行判断。

宝宝出生已经进入第3个月了。虽然每个人身心疲惫的感知方法各不相同，但是据说很多妈妈回顾这段时间时都会觉得“产后2个月最让人吃不消”。这段时间也许是孤独感的顶峰，可以寻求周围的帮助。

9周1天 第58天 ／

相信这周很多人都打算带宝宝接种脊髓灰质炎疫苗（第二次）及百白破疫苗的注射。注射疫苗让人很不安吧。可以在哺乳后宝宝心情好的时间前往。接种后30分钟可以在接种机构观察一下。有时在这段时间会突发不良反应。

相信这周已经有部分妈妈回归到职场了。保育园的接送、上班、工作、家务、育儿，现在也许每天都负担很重。不要太过于逞强，如果感觉疲惫的话可以在家务上偷偷懒、休息休息吧。去保育园接宝宝时看到宝宝会松一口气吧。回家后，要多多和宝宝身体接触哦。

9周2天 第59天 ／

宝宝的体温调节功能还不成熟。虽然自以为已经通过空调调整好了房间里的温度，但经常会有宝宝所在的地方过热或过冷。尽可能把温度计、湿度计放在宝宝身边确认温度、湿度。特别是夏天，要确认宝宝所在的较低的位置是不是温度过低。

好像很多妈妈在疲惫时都会想吃甜食。但是如果吃太多会造成乳腺堵塞，所以要十分注意。这种时候，推荐食用豆奶等甜品。豆奶布丁、豆奶蛋糕、饼干可以在豆腐店、有机食品商店等购买。推荐防过敏的点心，防过敏的点心同时也是低热量的。

9周3天 第60天 ／

宝宝正在通过眼睛、耳朵、皮肤等接受全身刺激，同时也正在让大脑发育着。可以增加在洗澡的时间，让宝宝接受景色、声音等的刺激吧。在附近的公园、超市、小广场也可以，可以让宝宝闻闻木香、看看美丽的花朵、听听小朋友们的笑声和旁边人说话的声音。

如果家附近没有可以照顾产后生活的月嫂，也可以选择利用“月子餐”等外卖服务。因为会送到家里，所以可以省去外出购买和料理的时间，让身体多做休养。也有的妈妈会使用快递购买日用品和食材。还可以帮忙把拿不动的尿布、大米等送到家里，真是帮了大忙。

9周4天 第61天

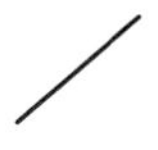

大便的性状是健康的指标。宝宝的便便如果是黄色、茶色、少许的绿色，那么都是健康的。如果是红色或者黑色的便便，那么胃肠可能有炎症。淡黄色、接近白色的便便，可能是胆道闭锁症。到宝宝出生后4个月之内要留意宝宝便便的颜色。

在第一次的育儿过程中，大多会抱有“这样可以吗”“这是正常的吗”等疑问。这种时候，运用好网络也是一种方法。虽然网络上并没有所有答案，但是可以了解到各种各样的做法，应该是可以做一个参考的。但是，如果过度使用电脑又会造成眼睛的疲惫，所以要适度。

9周5天 第62天

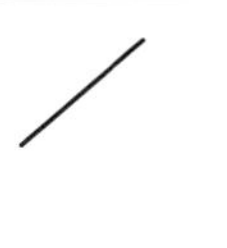

在室外帮宝宝洗澡时，如果恰逢7～9月紫外线很强的时期，可以让宝宝戴上帽子等，做一些防晒工作。妈妈也因为激素的关系，这一时期容易长斑。请使用防晒披肩、帽子等，隔绝日照。外出时间也请选择紫外线较弱的早晨或者傍晚吧。

如果每天都只和宝宝两人相处，有时就会产生想要和成人交流的想法，会感觉到一种“仅仅是我一个人独自照顾宝宝”的孤独感。有时也会感觉到被社会排除在外的焦虑和不安吧。这种情绪对于产后的妈妈而言是很正常的，不用感到自责。

9周6天 第63天

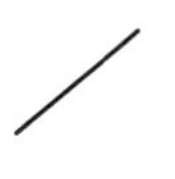

宝宝颈部的力量很快发达起来。不仅仅是眼睛，有的宝宝也会一边转动脸一边用目光追寻要看的东西。颈部之后会渐渐地有力气起来，也会减少摇摇晃晃的情况。4个月时宝宝的头部就可以好好地立起来，所以抱宝宝也会变得轻松起来。这之前，还是请再稍微撑着一点宝宝的头部和颈部。

会慢慢习惯照顾宝宝。但因为一切都还只是开始，所以不擅长也没有关系。可以安慰自己道：“就这样吧。”也可以开始养成大大咧咧和宝宝接触的姿态，比如即使宝宝哭泣，想着“马上就会不哭了”随他（她）去吧。妈妈和宝宝的距离也会随着时间到达一个好的状态。

写你所想备忘录

安心贴士㊻

小心突然站立时的眩晕

产后的妈妈在不知不觉间就会积累压力。除去激素失衡，抱宝宝、初次育儿都会让妈妈精神疲惫。

这种时候，如果突然站起来也许就会头晕目眩。站起来时，血液与重力相悖必须要供应到大脑，但如果自主神经失调血液就会一时无法供应到大脑，那么就容易引起头晕目眩。这和贫血不同。可以慢慢且谨慎地站起来。就算平日身体健康，也切忌盲目自信。

产后

10 周

第 64 ～ 70 天

宝宝开始咿咿呀呀。和宝宝说话会变得很有意思。

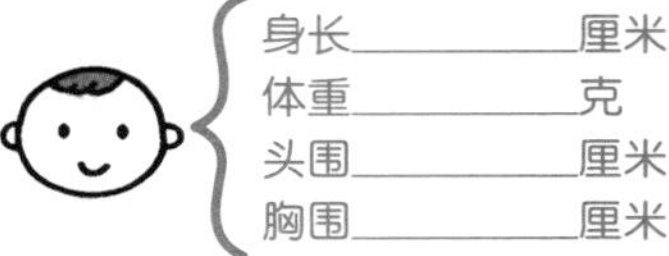

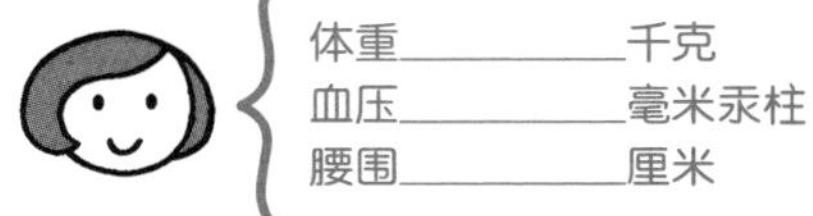

10 周 0 天 第 64 天 ／

对于宝宝而言手就是一个玩具。时而盯着看，时而双手合十，时而把小手放到嘴边，玩得很开心。虽然到目前为止由脊髓控制的“反射运动”很多，但此后自己主动的“自发运动”也会慢慢增加。这也是大脑发育的证明。神经细胞也会不断相连。

抱着宝宝外出时，因为看不到脚下所以要注意台阶。从超市返回的路上，如果两只手都拎着塑料袋，万一有什么事很难做出反应。所以可以使用购物车，即使让一只手自由也是好的。疲惫时，反应也会变迟钝。穿穿惯的鞋，走走惯的路。

10 周 1 天 第 65 天 ／

宝宝在妈妈的肚子里待了 10 个月，现在正是拼命适应外部世界的时期。睡眠的节奏也还不稳定。那是因为帮助睡眠的褪黑素无法顺利在体内产生，还处于只能从母乳或牛奶中摄取一部分的状态。之后会慢慢自己生成褪黑素，4 个月左右生物钟就会完善。

妈妈因为育儿吃不消时，爸爸有好好听妈妈倾诉吗？其实，产后的这一时期也是考验夫妇羁绊的时期。妈妈不仅仅觉得宝宝可爱，也正感觉着育儿的艰辛。于是就会和只是觉得宝宝可爱的爸爸之间慢慢产生隔阂。这种时候，夫妻间的交流尤为重要。不要顾虑，两个人一起想办法吧。

10 周 2 天 第 66 天 ／

宝宝不仅是冬天，夏天时皮肤也是干燥的。也许妈妈会觉得宝宝的皮肤水灵灵的，夏天也要保湿？但如果可以使用夏天用的清爽乳液，就可以防止角质细胞功能紊乱。因为夏天宝宝会流汗，所以可以勤换衣服或是帮宝宝擦身体让宝宝保持清爽。

偶尔仔细观察一下宝宝的样子吧。宝宝的胖瘦、股关节是不是结实起来，可以观察观察宝宝眼球的运动、耳朵的样子、吃奶时嘴巴的形状等，和刚出生时相比有所成长了吧。虽然每天都在一起可能很难发现，但是宝宝的身心每天都在发育着。这全都是妈妈的功劳。

10 周 3 天 第 67 天 ／

容易觉得宝宝只要在婴儿床上就是安全的，但是有时候要从宝宝的视线去观察周围是不是危险。婴儿车上的护栏打开了吗？翻身也会有掉下床的可能性。在宝宝手边有放着小玩具吗？宝宝头边的玩偶，在睡觉时拿开吧。

妈妈的血液是母乳的原料，所以让血液循环通畅非常重要。饮品的话，夏天也饮用温开水、粗茶、大麦茶吧。饮食上亦然。比起生的冷的，还是温热的菜单比较好。放入很多蔬菜的生姜汤、煮南瓜如何？这些不仅可以温热身体，还有助于通便。

10周4天
第68天

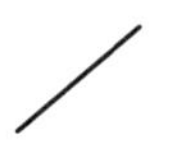

婴儿的脂漏性湿疹如果用肥皂等清洁，大部分时候都可以治愈，但如果总是好不了的时候要去皮肤科就诊。虽然都是湿疹，但是症状的程度、药物的疗效等都各不相同，有很大的个体差异。宝宝的皮肤保护很弱，所以诀窍是要在恶化前及早治疗。

在抱宝宝的时候或者是自己锻炼时，可以使用平衡球。尺寸标准的话，如果妈妈身高不足150厘米就使用直径45厘米的，150～165厘米的妈妈就使用直径65厘米的。坐着时膝盖成直角就是正好的尺寸。对矫正骨盆、体内肌肉的锻炼都是有效果的。

10周5天
第69天

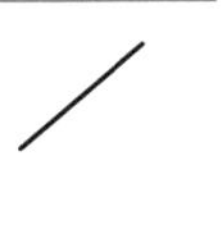

紫外线会伤害皮肤，将来患皮肤癌的可能性就变高。所以建议室外浴而不是日光浴。说到日光浴就让人联想到维生素D的生成。虽然一般而言母乳中维生素D都很少，但是妈妈可以从干蘑菇、鱼类、鸡蛋等饮食中连宝宝的那份一起摄取。

要0.5～1年，女性激素才能恢复到孕前状态。所以明明产后已经过了很长时间，还总是觉得身体不在正常状态。如果觉得疲惫或者无力想要躺下来时，休息一会是最好的。如果察觉到疲惫和无力甚至到了影响日常生活的程度时，要毫不迟疑地前往医院就诊。

10周6天
第70天

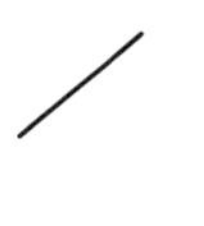

马上就会有宝宝开始发出"啊""呜"的声音。如果宝宝开心地咿咿呀呀时，妈妈可以一起跟着模仿，或是反应道"说得真棒"，享受和宝宝的交流吧。就算宝宝还只会咿咿呀呀，也请认为宝宝的声音和妈妈的声音就是在互相交流。

因为总是照顾宝宝，所以妈妈也难有好的生活节奏。如果这样的日子持续的话，妈妈就容易便秘。有吃富含膳食纤维的食品吗？重新开始工作的妈妈早上可以起得早一些。如果早上有时间吃早饭和排便，就容易形成规律的生活节奏。为此，晚上要早点休息。

写你所想备忘录

安心贴士㊼

聪明地选择育儿产品

只要育儿的负担能够稍微减轻，什么样的产品都会想去尝试吧？但是种类实在太多，不知道要买什么。这种时候，咨询之前经历过相同烦恼的前辈们是最好的。

因为宝宝睡眠而烦恼的话，可以使用背带、摇椅、无环背巾等各种对应产品。如果可以问到使用经验就再好不过。有的店面也可以试用。如果只使用一段时间，租借也可尝试一下。

产后
11 周
第 71 ～ 77 天

趴着时就会抬起脖子等，宝宝的运动能力发达起来。

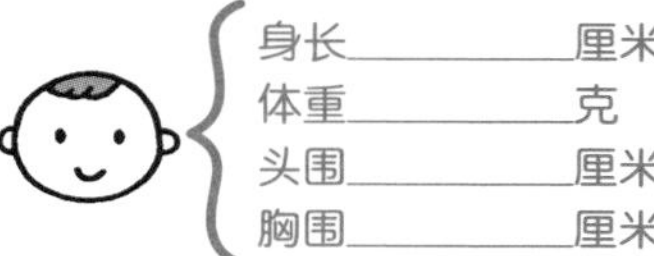

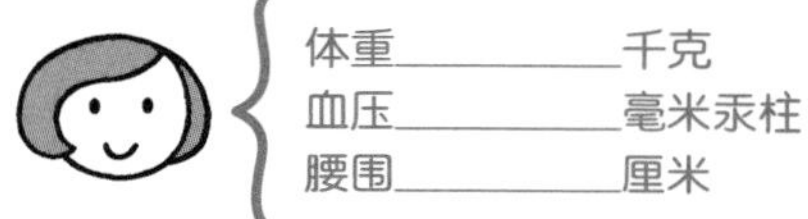

11 周 0 天
第 71 天

／

很快宝宝颈部也会有力量了，如果让宝宝趴着她（他）就会抬起头来。因为趴着视野会发生改变，所以爸爸妈妈可以陪在身边，作为游戏让宝宝每天趴着几次也不错。因为会使用到腹肌、背肌，所以也有助于预防便秘。当然，要避开哺乳之后和睡着时。

产褥期的古老说法也叫“产后康复期”。怀孕、分娩体力消耗剧烈，产后大多会消瘦，所以把身体状况好转称为“产后的康复（长膘）”。也许是因为欧美人比亚洲人体形大，据说欧美人的恢复也更快。

11 周 1 天
第 72 天

／

据说小儿推拿按摩可以增强宝宝的新陈代谢，能够让宝宝的肌肤更健康、提高免疫力。妈妈温暖的手的触感比什么都能让宝宝放松。按摩的基本是从身体中心向外侧温柔抚摸。推荐荷荷巴油、葡萄籽油等植物性精油。

有没有在意脱发？孕期因为女性激素的关系所以头发寿命变长，产后连带孕期没有脱落的头发一起脱落的的原因较多，因为哺乳身体营养被宝宝“夺走”也是一个理由。产后 3 个月开始近半数的妈妈都会发生脱发，但数月后会自然痊愈。

11 周 2 天
第 73 天

／

宝宝是不是会皱红着脸发出“嗯”的声音？虽然原因不详，但是肠子蠕动时有时会发出呻吟。宝宝全身使劲时，也许是想要便便。宝宝肚子鼓起来时，轻轻地帮宝宝按摩吧。基本上不用担心。

虽然自认为左右乳房进行着差不多时长的哺乳，但有时还是会发生左右乳房大小产生差异的情况。其实本来就很少有人会左右乳房一样大，所以也不是异常。不用太在意大小的差别。如果在意的话，可以让宝宝从小的那一边开始吃，有助于母乳的分泌。

11 周 3 天
第 74 天

／

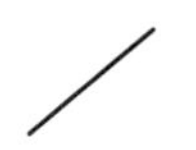

运动功能发达起来，此前紧握的手也开始打开，可以看到宝宝短暂地拿起拨浪鼓的动作。脚是不是也乱动会踢开被子呢？把妈妈的手当成玩具握住松开的玩耍也是很愉快的。可以和宝宝说“很会握嘛”“力气很大哦”。

子宫下垂是产后容易产生的问题之一。据说因为如厕时由蹲式变成了坐式，所以骨盆底肌力量变弱。即使是顺产的妈妈，如果产后频繁拿重的行李也会对骨盆底肌带来负担。为了让子宫、韧带、肌肉恢复，可以继续进行第 148 页第 53 天中介绍的仰躺着的开腿运动。

11周4天
第75天

宝宝会经常打嗝吧。有说打嗝是横膈膜的痉挛，因为胃蠕动的刺激而开始的，也有说是因为哺乳时连同空气一起吃进去等，原因多种多样。宝宝没有那么痛苦，虽然可以等打嗝自然停止，但如果宝宝情绪很不好的话，可以试着哺乳看看。

既有吃得好睡得好的宝宝，也有不怎么睡，吃奶能力也很弱的宝宝。虽然不能说哪个更好，这都是宝宝的个性，但的确第一次育儿是会有很多担忧的。但是没问题。每个人都可以去寻找自己容易操作的方法，在发现和失败的反复中积累为人父母的经验就好了。

11周5天
第76天

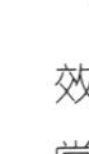

这一时期，宝宝醒着时候的表情和睡着时的表情都变得丰富起来。或是嘴巴咕吱咕吱，或做微笑状，或是伸个小懒腰……在不久之前，手掌还是紧紧握着的，现在有时也会打开来。虽然很少有很深的睡眠，但也已经慢慢有了快速睡眠的能力。

是不是感到肩膀酸痛、脖子酸痛、腰痛？这是因为血液循环差、疲劳物质堆积，然后渗出肌肉之外所以肌肉会变硬。可以用温湿手巾等温热患处，或者通过按摩加速血液循环改善酸痛。请丈夫帮宝宝洗澡时，自己可以一个人泡热水澡，将脖子以下缓缓浸入38～40℃的热水里。

11周6天
第77天

宝宝一边运用听觉、视觉、触觉、味觉、嗅觉的五感功能，一边高效率链接大脑的神经细胞。虽然育儿书经常会写“多给宝宝刺激”，但是只要可以做到“多接触、说话、给宝宝的姿态和声音以回应、洗澡”，宝宝就已经算是充分接受了必要的刺激。

很多妈妈都会觉得宝宝很可爱，但是却很难做到享受育儿。即使在朋友和客人面前笑脸迎人，但是在家里还是因为第一次育儿而竭尽全力甚至想要叹气也是很正常的。其实维持自己的节奏就可以了。有余力地育儿，锻炼衰弱的肌肉——可以以这两点为中心进行。

写你所想备忘录

安心贴士㊽

度过产后危机

产后因为激素失衡而易怒，如果丈夫没有参与到育儿的过程中，夫妇关系的危机会容易到来。这种状况被称为产后危机，并不罕见。

为了度过这一危机，夫妻间的对话尤为重要。妻子要具体告诉丈夫希望他做什么，也要把感谢用语言表达出来。另一方面，丈夫也不能忘记慰劳妻子的心意。因为在第一次的育儿之中，妻子每天都在竭尽全力地投入着。

产后

12周

第78～84天

撒娇地哭泣，生气地哭泣……哭法也开始出现变化。

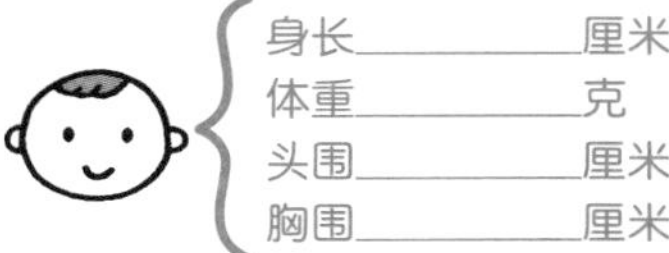

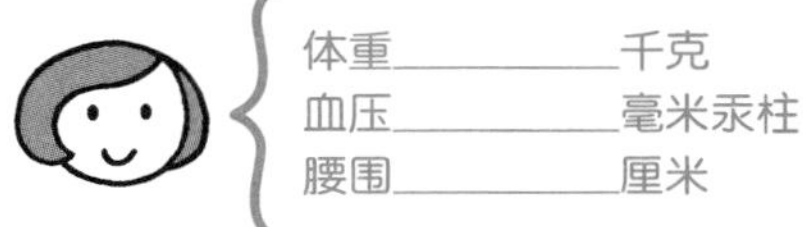

12周0天 第78天 ／

宝宝对于妈妈、爸爸回应自己，会觉得非常开心。宝宝自己发出声音，动动手脚也是因为宝宝自身非常开心。再过一阵子，就可以享受“看不见我，看不见我”的游戏了。对于宝宝而言，突然看到最喜欢的妈妈和爸爸的脸是最棒的瞬间。

不仅仅是产前，产后也推荐腹式呼吸。像第115页第251天介绍的呼吸方法可以让人放松，也可以锻炼体内的肌肉。如果白天总是很难有时间的话，推荐在睡前进行腹式呼吸。这也有助于自主神经的调节，更容易熟睡。

12周1天 第79天 ／

应该有很多爸爸期待着回家和宝宝一起泡澡。白天没有时间和宝宝接触的爸爸，会因为参与到育儿之中而感觉喜悦吧。要和宝宝多做身体接触，打造一个愉悦的洗澡时间。即使没办法和宝宝一起洗澡，也可以和宝宝一起散步等，如果有时间和宝宝接触就好了。

哺乳、抱宝宝的姿势不知何时就变成了驼背的姿势。无论是坐着还是站着，都要以一种头顶被一根绳拉着的感觉保持好姿势。这时稍微收紧腹部让肚子瘪下去，屁股收紧，都对锻炼腹肌、背肌、骨盆底肌有效。

12周2天 第80天 ／

因为宝宝眼睛刚刚发育完成还没多久，所以特别澄清特别美。一直盯着宝宝看的话，应该有很多人都会觉得仿佛心灵被洗净一样。都说眼睛是心灵的窗口，所以宝宝的眼睛是纯洁清澈的。四目相对的时间是无可替代的治愈时间。可以多和宝宝对视，并用照片记录下来。

出浴后，水有没有从阴道里流出来过？这是因为分娩让阴道变得松弛。躺倒时，可以立起膝盖做收紧阴道和肛门的运动，以提到胃部的感觉，保持5秒左右再放松，反复10次。每天睡前进行也相当有效果。

12周3天 第81天 ／

宝宝好奇心旺盛，变得什么都要拿到嘴边玩。有时会握紧拳头直接含在嘴里。为了不让宝宝一不小心把危险的东西放到嘴里，所以不要在宝宝附近放耳环、图钉。如果宝宝一直睡也会觉得无聊。所以可以在天气好的时候，带宝宝去附近的公园和超市玩。

只有一个孩子，当然可以配合一个孩子的节奏。妈妈的坚强可靠都是妈妈馈赠给宝宝的礼物。虽然很不容易，但也要理解小朋友的情绪。

12 周 4 天
第 82 天

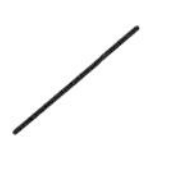

在上个月之前，宝宝的哭法主要还是诉说“肚子饿了”“尿布湿了”“好热”“好冷”等生理性不快，现在也会有撒娇的哭泣和生气的哭泣。当出现“傍晚哭泣”“脐疝痛”的激烈哭泣时，抱一抱或者散步等带宝宝接触外面的空气的活动，大多会让宝宝哭泣停止。

虽然祖父母给的建议让人喜悦，但是有不同的想法也是正常的。要理解因为时代不同这也是没有办法的事。可以巧妙地把想让祖父母们帮忙的想法传达给他们。能被祖父母疼爱是很愉快的。如果可以和祖父母成为“只要在身边就很感谢了”“如果能帮上忙就太开心了”的关系就好了。

12 周 5 天
第 83 天

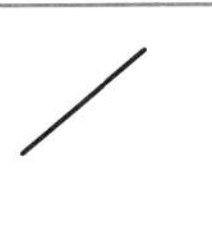

宝宝以“脖子立起来”→“可以坐起来（腰部的发达）”→“一个人可以站起来（脚的发达）”的顺序发育着。从宝宝仰躺着的状态，握住宝宝的手然后慢慢拉起宝宝，宝宝的头也许也会跟着一起抬起来。这也是宝宝颈部力量变大的证明。但平时还是要撑着宝宝的头和脖子。

回归职场的妈妈正是每天生活疲惫积累的时候。有适应上班和保育园的接送工作吗？如果妻子什么都不说的话丈夫会觉得没有问题，所以还是都和丈夫坦白，让他帮忙吧。不要只想着“找他帮忙是很正常的”，也应该对他说“真是帮了大忙了”“我很开心”“谢谢”。

12 周 6 天
第 84 天

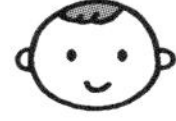

到今天，宝宝出生整整 3 个月了。宝宝的体重是出生时的近 1 倍。只是看着宝宝手腕的褶皱和肥嘟嘟的大腿就会被治愈。3 个月的育儿感觉如何？当宝宝长大后，可以告诉宝宝那时候“虽然育儿很难但是很开心，宝宝也很可爱”。

此前在肚子里孕育宝宝，经历了分娩，并且尽力完成不习惯的育儿，终于摸索着走到了现在。不可思议的是，现在你就已经完全是一副妈妈的样子了。知道分娩、育儿的深奥内涵，才是母亲最强大的地方。今后也会继续育儿，请一直重视保持自我，并向前迈进吧。

写你所想备忘录

安心贴士㊾

定期体检

产后的妈妈总是在日常最优先考虑宝宝的健康，所以容易把自己的身体状况抛之脑后。仅仅觉得疲惫，但也有可能是很重的病。为了不让事态发展到这一地步，还是每年接受 1 次妇科检查。

如果是妇科病的话，很多都没有自觉症状。接受检查可以帮助预防和早期发现疾病，所以即使是为了家人也要多注意自己的身体。可以决定 1 年中什么时候去接受检查，比如宝宝生日的时候去接受检查等，这样比较容易操作。

1 岁之前，就会长得这么大
了解宝宝的成长

宝宝在 1 岁之前会发生巨大的成长变化。
那让我们来粗略学习一下宝宝会如何长大吧。

宝宝的年龄和发育的情况

出生后

1 个月

- 不快乐时哭泣
- 不分昼夜睡着、醒来
- 睡着时会微笑

2 个月

- 醒着的时间慢慢变长
- 开始对周围感兴趣，如果逗宝宝的话，就会有反应
- 一直盯着妈妈

3 个月

- 开始“啊”“呜”之语
- 会用眼睛追寻移动物品
- 逗宝宝时会开心大笑

4 个月

- 颈部开始有力，头部可以慢慢抬起来
- 被逗时就会笑出声
- 形成了哺乳的频率

妈妈和爸爸能做的事情（出生后 1 ~ 4 个月）

这一时期的哺乳、换尿布、抱抱

贴近宝宝，对宝宝的哭泣给予反应。就算不给予反应，也要和宝宝多说话、多做身体接触。不用在意哺乳间隔，在宝宝想要吃奶时哺乳即可。

要回应宝宝的反应

宝宝有了握力，握着拨浪鼓和爸爸妈妈抢来抢去是最愉快的。傍晚有时会反复“傍晚哭泣”。可以带宝宝接触外部的空气等转换转换心情。

出生后

9 个月

- 开始爬
- 可以用拇指和别的手指抓起东西
- 对大人的搭话有反应

10 个月

- 可以扶着东西摇晃地站起来
- 对妈妈的爱意加强，会追在妈妈后面
- 会模仿拍手的姿势

11 个月

- 可以扶着东西走路
- 会拿手指指着感兴趣的东西
- 可以开始做使用手指的细小动作

1 岁时

- 变得擅长扶着东西走路
- 可以1个人站立
- 会拿手指指着想要的东西
- 会做“给我”等小互动游戏

妈妈和爸爸能做的事情（出生后 9 个月 ~ 1 岁）

调整生活的节奏

要保持有规律的生活节奏。为了晚上可以熟睡，白天可以充分活动身体。宝宝坐着时会去玩家电和垃圾筒，所以要把危险的东西收在高处。

多和宝宝说话

语言的发育有个体差异。比起去观察宝宝说的话有没有意思，更应该去观察宝宝有没有理解妈妈、爸爸说的话。所以多和宝宝说话吧。

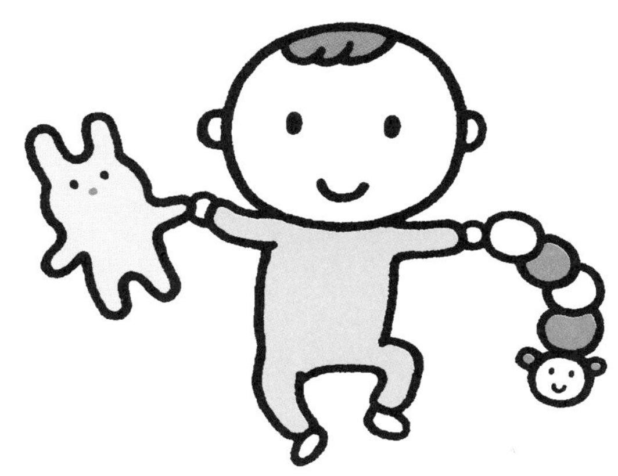

5个月	6个月	7个月	8个月
● 睡眠的节奏形成 ● 竖着抱宝宝时，颈部也不会晃了 ● 手会抓住什么	● 颈部竖起来可以翻身了 ● 会伸手拿自己想要的东西 ● 断奶膳食	● 可以用双手支撑身体，能够坐起来 ● 可以开始交换双手里的东西 ● 会撒娇地哭泣	● 不用手支撑，也可以坐起来 ● 开始长牙 ● 会怕生哭泣

妈妈和爸爸能做的事情（出生后5～8个月）

开始断奶膳食

如果就寝时间固定，生活节奏就会形成，所以要养成早睡早起等有规律的生活习惯。断奶膳食的目的是让宝宝可以习惯吞咽。慢慢进行吧。

晚上大哭让人吃不消吧

这一时期很多宝宝会半夜哭泣。哺乳或者让宝宝喝白开水、散步等，尝试让宝宝心情平静下来的方法。宝宝坐着时会平静下来，也推荐使用双手的游戏。

2岁时	3岁时
● 可以1个人走路、跑步 ● 门牙长齐，臼齿也开始长出 ● 会产生自我主张	● 词汇增加，可以表达自己的心情 ● 自立意识变强，想要自己去做 ● 可以跳起

妈妈和爸爸能做的事情（出生后2～3岁）

一起玩耍

踢球、上下楼梯等，可以和宝宝一起玩耍。如果宝宝自主性强，就可以用目光守护宝宝，在她（他）有困扰时再施以援手。上厕所的练习，不要着急，可以耐心地展开。

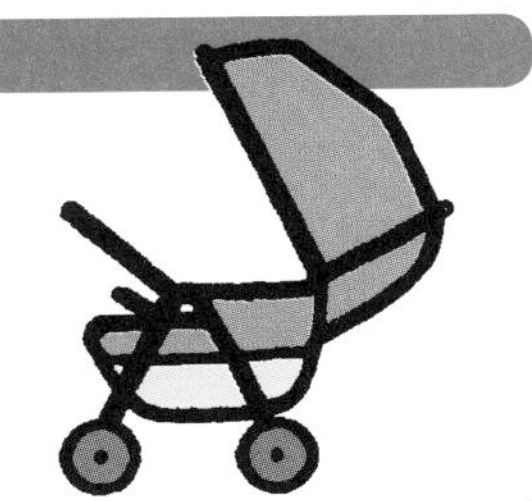

出生后 1 ~ 3 个月的育儿记录

宝宝出生后手忙脚乱的每一天。
要不要把每天的所感所想写下一部分?

出生后 1 个月

宝宝的体重 ________ 克　　身长 ________ 厘米

产后 42 天健康检查情况如何?

妈妈的身体状况如何?

在这里记录询问医生、护士的问题吧!

这 1 个月时间，是怎么度过的呢？在这里记录下你的发现吧。

给宝宝的留言：

宝宝出生贺礼记录

如果收到宝宝的出生贺礼，以防遗忘，可以在这里记录下来。

日期	名字	内容	日期	名字	内容

出生后 2 个月

宝宝的体重 ________ 克　　身长 ________ 厘米

宝宝的情况如何？

妈妈的身体状况如何？

在这里记录下这 1 个月里你的发现吧。

给宝宝的留言：

出生后 3 个月

宝宝的体重 ________ 克　　身长 ________ 厘米

宝宝的情况如何？

妈妈的身体状况如何？

在这里记录下这 1 个月里你的发现吧。

给宝宝的留言：

回礼记录

出生贺礼的回礼，可以记录下送了什么东西给了谁，也方便之后的人际交往。

日期	名字	内容	日期	名字	内容

宝宝和妈妈爸爸的自由版面

※ 贴贴照片、画画图、自由书写所感所想的地方。
也可以作为宝宝出生后 4 个月的育儿记录。

后记

新生命的诞生，就好像给了我们充满喜悦的希望。
同时，对于家长和宝宝，也意味着从此站在了展开新生活的起跑线上。
宝宝在亲人的心里，一定无论何时都在展现其可爱的姿态。
产后，所有人都或多或少会经历产后抑郁。
我本人也在女儿出生和与女儿相遇的喜悦中，
不知为何总会去思考那终将到来的与女儿的分别之日，
在我内心的某处，充斥着异常的不安。
诞生，是和相爱之人的全新相遇，但同样天下也没有不散的筵席。
正因为如此，才能真实体会到不可替代的诞生，
才能对活着的当下怀有感恩之心。
深深期待大家的孩子可以在未来与很多人相遇，
并且可以内心充实地健康成长下去。

笠井靖代

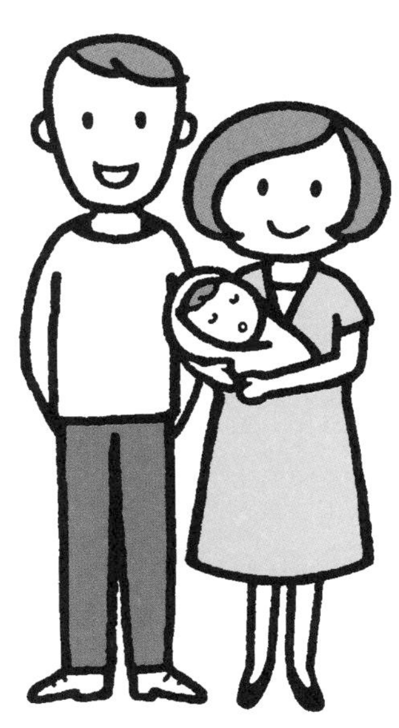

图书在版编目（CIP）数据

新手妈妈孕产笔记 /（日）笠井靖代编著；劳轶琛，周薇译 . -- 上海：上海科学技术出版社，2018.8
ISBN 978-7-5478-3249-3

Ⅰ . ①新… Ⅱ . ①笠… ②劳… ③周… Ⅲ . ①妊娠期－妇幼保健－基本知识 ②产褥期－妇幼保健－基本知识
Ⅳ . ① R715.3

中国版本图书馆 CIP 数据核字（2016）第 220961 号

HAJIMETENO NINSIN SHUSSAN MAINICHI CARE BOOK SANGO 3KAGETSU MADENO SHIAWASENA SUGOSHIKATA
Copyright © 2013 Yasuyo Kasai, Asahi Shimbun Publications Inc.
All rights reserved.
First original Japanese edition published by Asahi Shimbun Publications Inc., Japan.
Chinese (in simplified character only) translation rights arranged with Asahi Shimbun Publications Inc., Japan. through CREEK & RIVER Co., Ltd. and CREEK & RIVER SHANGHAI Co., Ltd.
上海市版权局著作权合同登记号 图字：09－2015－183 号

新手妈妈孕产笔记

［日］笠井靖代 编 著
AERA with Baby 编辑部 协 编
劳轶琛 周 薇 译

上海世纪出版（集团）有限公司
上 海 科 学 技 术 出 版 社 出版、发行
（上海钦州南路 71 号 邮政编码 200235 www.sstp.cn）
上海盛通时代印刷有限公司印刷
开本 787 × 1092 1/16 印张 10.5 插页 4
字数：245 千字
2018 年 8 月第 1 版 2018 年 8 月第 1 次印刷
ISBN 978-7-5478-3249-3/R · 1225
定价：58.00 元

本书如有缺页、错装或坏损等严重质量问题，
请向承印厂联系调换